Grassel / Neumann · Rücken, Schulter, Knie & Co.

AF625789

Anita Grassel / Christian Neumann

Rücken, Schulter, Knie & Co.

100 physiotherapeutische Übungen
ohne und mit einfachem Gerät

2. Auflage

Limpert Verlag Wiebelsheim

Die Ratschläge in diesem Buch sind von den Autoren und dem Verlag sorgfältig erwogen und geprüft, dennoch kann keine Garantie übernommen werden. Eine Haftung der Autoren bzw. des Verlages und seiner Beauftragten für Personen-, Sach- und Vermögensschäden ist ausgeschlossen.

Bibliografische Information der Deutschen Nationalbibliothek
Die Deutsche Nationalbibliothek verzeichnet diese Publikation in der Deutschen Nationalbibliografie; detaillierte bibliografische Daten sind im Internet über http://dnb.d-nb.de abrufbar.

2. Auflage
© 2014, 2018 by Limpert Verlag GmbH, Wiebelsheim
www.limpert.de

Das Werk einschließlich aller seiner Teile ist urheberrechtlich geschützt. Jede Verwertung außerhalb der engen Grenzen des Urheberrechtsgesetzes ist ohne Zustimmung des Verlages unzulässig und strafbar. Dies gilt insbesondere für Vervielfältigungen auf fotomechanischem Wege (Fotokopie, Mikrokopie), Übersetzungen, Mikroverfilmungen und die Einspeicherung und Verarbeitung in elektronischen und digitalen Systemen (CD-ROM, DVD, Internet, etc.).

Alle Fotos stammen von den Autoren
Illustrationen: Eva Krinninger
Druck und Verarbeitung: Korrekt Nyomdaipari Kft., Ungarn
Printed in Europe / Imprimé en Europe
ISBN 978-3-7853-1955-0

Inhaltsverzeichnis

Vorwort von Dr. Martin Gruber

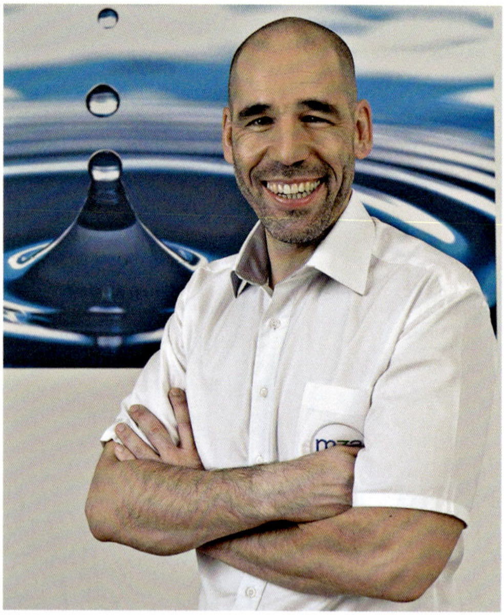

In der heutigen Zeit gehören Orthopäden und Physiotherapeuten zu einem ganzen Team von „Patientenmanagern“, die sich um das Wohlergehen ihrer Kunden kümmern. Als ärztlicher Leiter des Medizinischen Zentrums Alserstraße (mza) kann ich durch das integrative Behandlungskonzept aller Subspezialitäten in der Bewegungsmedizin eine Behandlung unserer Patienten auf höchstem Niveau anbieten. Dieses Angebot wird übrigens auch vom Abfahrts-Kader des Österreichischen Ski-Verbandes, als dessen Teamarzt ich tätig bin, regelmäßig in Anspruch genommen.

Unser Motto lautet dabei „Vorbeugen, Therapieren, Optimieren“, unser Ziel ist „Bleibe in Bewegung“. Nicht umsonst, da auch für mich als Facharzt für Orthopädie, Sportorthopädie und Orthopädische Chirurgie eine Operation nur die letzte Therapieoption darstellt.

Bewegung ist hingegen in den meisten Fällen die beste und wirksamste Medizin sowohl bei schon bestehenden chronischen als auch bei akuten Beschwerden am Bewegungsapparat. Bei guter Compliance der Patienten erzielen wir durch intensive aktive Rehaprogramme immer wieder hervorragende Ergebnisse. Patienten können nicht nur schmerzfrei sein, oft lassen sich durch gezielte bewegungstherapeutische Maßnahmen auch Operationen vermeiden. Durch aktive Mitarbeit haben Patienten die Chance, gezielt an ihrer Gesundheit zu arbeiten.

Zur Unterstützung dieser Mitarbeit bietet das vorliegende Buch eine umfangreiche Zusammenstellung von gängigen und aktuellen Übungen. Es stellt daher eine ausgezeichnete Grundlage zum selbständigen Üben dar und kann auch bestens als Begleitmaterial für Therapien und Behandlungen verschiedener Professionen dienen.

Vorwort von Dr. Theresa Kapral

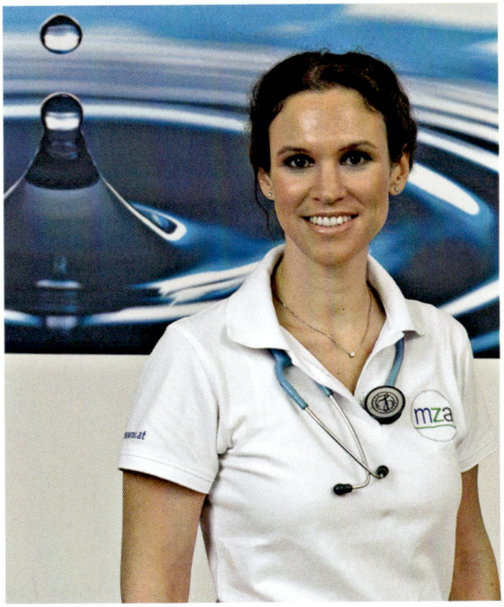

Ich bin Internistin mit Zusatzfach Rheumatologie und beschäftige mich mit allen chronischen Erkrankungen des Bewegungsapparates, einerseits den selteneren entzündlichen, andererseits den sehr häufigen degenerativen Gelenks- und Wirbelsäulenerkrankungen und der Osteoporose.

Außerdem bin ich selbst Patientin und konnte mit professioneller, intensiver Physiotherapie wieder Schmerzfreiheit und volle Beweglichkeit erreichen.

Bei allen rheumatologischen Krankheitsbildern, egal welcher Genese, sind ein gezieltes körperliches Training und regelmäßige Bewegung essentiell. Patienten können damit sowohl die durch die Grunderkrankung bedingte Zerstörung der Gelenke, Abnahme der Gelenksfunktion und zunehmende Bewegungseinschränkung verlangsamen als auch die Häufigkeit von Schüben verringern. Regelmäßige Bewegung führt auch zu einer Reduktion von Schmerzen und konsekutiv weniger Bedarf an Schmerzmitteln. Sekundäre Krankheiten, wie Herz-/Kreislauferkrankungen, Diabetes und Adipositas werden ebenso positiv beeinflusst.

Auch bei der Osteoporose sind körperliche Betätigung und Gymnastik ein wichtiger Teil der Therapie und können zu einer Besserung der Knochendichte und einem geringeren Medikamentenbedarf führen. Zudem ist hier ein gezielter Muskelaufbau auch im Sinne der Sturzprophylaxe enorm wichtig.

Ich rate daher all meinen Patienten nach Abklingen der akuten Beschwerden zu einer regelmäßigen Bewegungstherapie und körperlichen Betätigung, um ihre Beweglichkeit trotz rheumatischer Erkrankung zu erhalten.

Neben einer regelmäßigen persönlichen physiotherapeutischen Betreuung ist dieses Buch eine wunderbare Grundlage für ein zusätzliches selbständiges Üben zu Hause, um Fehler zu vermeiden und sich neue Anregungen für gezielten Muskelaufbau oder Muskelentspannung zu holen.

Einleitung

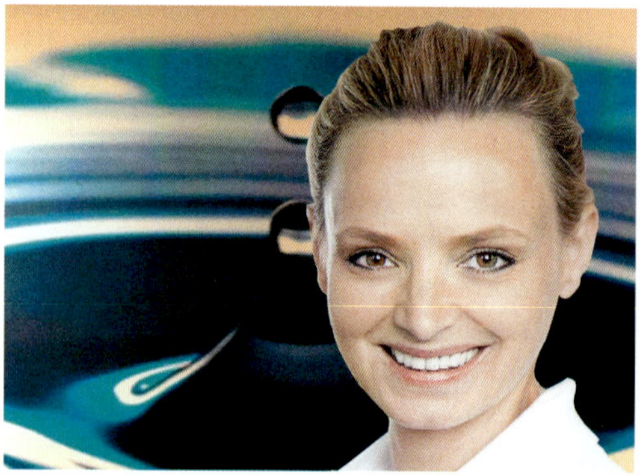

Anita Grassel

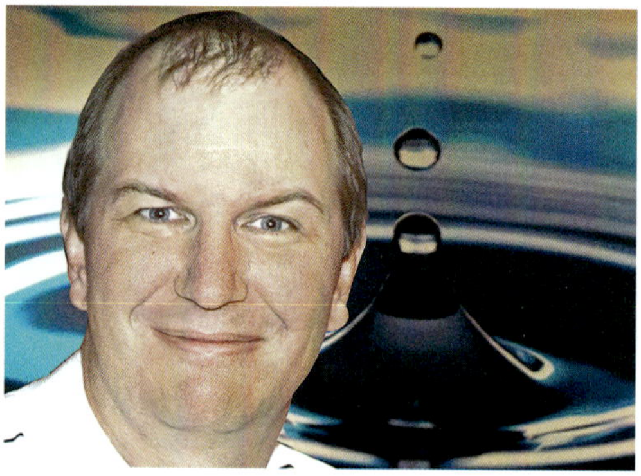

Christian Neumann

Zur Bewegung

Wer sich für das Thema „Bewegung“ interessiert, weiß auch, wie wichtig diese ist.

Bewegung hilft, Schmerzen und Leiden zu lindern oder gar zu heilen. Bewegung hält schlank oder hilft beim Abnehmen. Bewegung fördert den Stoffwechsel, verlangsamt den Alterungsprozess und sorgt für einen besseren Schlaf. Kurz: Bewegung macht glücklich und hält gesund!

Dabei passt sich die individuelle Belastbarkeit des Körpers an: Bei regelmäßigem Training wird auch die Belastbarkeit immer höher.

Umgekehrt erschlafft der Körper leider auch zusehends, wenn man ihn durch zu wenig Bewegung unterfordert. Man wird träge und verspannt, mit der Zeit werden auch einfache Übungen wie die Überwindung eines Stockwerks zu Fuß zur Belastungsprobe.

Dauert die Unterforderung länger an, kommt es mit der Zeit zu Folgeerscheinungen, die sich in Übergewicht, Haltungsschäden, Schlafstörungen, chronischer Müdigkeit und Bluthochdruck bis hin zum Herzinfarkt auswirken können.

Besonders unmittelbar kann man die Auswirkungen von Bewegungsmangel nach einer Ruhigstellung durch Gips oder Schiene erleben. Durch die Inaktivität bildet sich die Muskulatur rasch zurück, selbst der Abbau der Knochen setzt bald ein. Nach Ende der Ruhigstellung muss man konsequent trainieren, um den alten Status wieder zu erreichen.

Auch volkswirtschaftlich ist bzw. wäre der Nutzen ausreichender Bewegung enorm. Selbst wenn dieser nicht genau zu beziffern ist, sind sich doch alle Experten einig, dass man durch mehr Bewegung immense Summen im Gesundheitssystem einsparen könnte.

Obwohl die Bedeutung von Bewegung also weithin bekannt sein müsste, taucht auf der Kehrseite der Medaille immer wieder ein Wert von 80 % auf: 80 % der Menschen in unseren Breiten bewegen sich zu wenig, 80 % leiden im Laufe ihres Lebens an Beschwerden des Bewegungsapparates, rund 80 % aller Krankheiten lassen sich auf einen Mix von falscher Ernährung und mangelnder Bewegung zurückführen.

Damit liegt der Verdacht nahe, dass nicht alle Menschen, die um die Bedeutung von Bewegung wissen, diese auch tatsächlich ausführen.

Physiotherapeuten gehen ja noch einen Schritt weiter und weisen zu Recht darauf hin, dass es nicht nur auf das richtige Ausmaß, sondern auch auf die Ausgewogenheit und die richtige Art der Bewegung ankommt. Gerade auch Sportler und Menschen mit einseitigen Bewegungen im Beruf und Alltag benötigen dringend einen passenden Ausgleich. Die in diesem Buch vorgestellten Übungen umfassen daher ein breites Spektrum, vom Nacken bis zu den Füßen, für akute Phasen, die Rehabilitation und die Prävention.

Wenn Sie sich also gerade in Behandlung (beim Physiotherapeuten oder sonstigen einschlägigen Fachmann) befinden, können Sie es sich relativ leicht machen: Lassen Sie sich Übungen empfehlen, ein Übungsprogramm zusammenstellen und die Übungen nach Ihren individuellen Bedürfnissen hinsichtlich Ausführung, Dauer und Intensität anpassen.

Wollen Sie die Übungen alleine zur Prävention durchführen oder liegt die letzte Behandlung schon länger zurück, wollen wir Ihnen aber natürlich auch zur Seite stehen und an dieser Stelle einige Einblicke in die Hintergründe geben.

Trainingshäufigkeit und Übungsdauer

Zunächst gilt: Jeder Mensch ist ein Individuum und es gelten nie die gleichen Regeln für jeden gleich! Daher sind die Angaben der Wiederholungen bei den einzelnen Übungen als Richtwerte zu verstehen, die sich im Laufe der Zeit im Durchschnitt bewährt haben. Man sollte aber selbst ausprobieren und seine individuellen Grenzen ausloten. Dabei gilt es einige Grundregeln zu beachten, die im Folgenden beschrieben werden.

Dehnen: Zum Senken des Tonus werden die Dehnungen immer statisch ausgeführt. Man geht langsam in die Position und hält die Dehnung bei starkem Dehnzug. Das Ziel sind die Dehnung und Mobilitätsverbesserung im Bindegewebe, der Muskeln und der Bänder. Durchblutung und Stoffwechsel werden verbessert, Schlackenstoffe werden abtransportiert, Verspannungen gelöst. Zum Erhöhen des Tonus – etwa vor der Sportausübung – dient dynamisches Dehnen und Federn. Siehe zum Dehnen auch das spezielle Übungsprogramm „Basisprogramm Dehnen“.

Mobilisieren: Ziel des Mobilisierens ist das Aufwärmen steifer Gelenke und Muskeln, die Erweiterung des Bewegungsausmaßes, die verbesserte Durchblutung und die positive Beeinflussung von schmerzhaften Verspannungen. Mobilisierungsübungen sind meist schonend und können oft schon früh nach Verletzungen und Operationen eingesetzt werden. Mobilisierungen sind im Normalfall wenig anstrengend und leicht durchzuführen.

Kräftigen: Ziel der Kräftigung ist die Erhöhung der Leistungsfähigkeit der Muskulatur. Kraftübungen werden in drei Serien zu meist je 15 Wiederholungen durchgeführt. Nach der dritten Serie sollte eine deutliche Ermüdung der Muskulatur zu spüren sein. Werden Gewichte verwendet, sollten diese so gewählt werden, dass die dritte Serie gerade noch ausgeführt werden kann. Bei den Kraftübungen muss insbesondere auf die saubere Durchführung geachtet werden – das heißt, nicht ausweichen und auf einen gleichmäßigen Rhythmus inklusive gleichmäßiger Atmung achten!

Pausen und Regeneration: Beim Durchführen der Übungen und Übungsprogramme kommt es auf das richtige Verhältnis zwischen Be- und Entlastung an. Erholungspausen sind deshalb keine Zeitverschwendung. In den Pausen stellt sich der Körper auf die zunehmende Belastung ein und wichtige Stoffwechselvorgänge laufen in dieser Zeit ab. Besonders beim Krafttraining sollte man daher je nach Reaktion (Muskelkater) eine Pause von ein bis drei Tagen zwischen zwei Einheiten einhalten. Dehnungs- und Mobilisationsübungen können hingegen täglich durchgeführt werden, auch Ausdauertraining wie Laufen, Nordic Walking oder Schwimmen ist für die Tage ohne Krafttraining empfehlenswert.

Schmerzen und Beschwerden: Generell dürfen beim Üben nie Schmerzen auftreten! Abgesehen von normalen Ermüdungserscheinungen darf es einem im Anschluss nie schlechter als vorher gehen! Bei Fragen bitte immer an einen Arzt oder Physiotherapeuten wenden!

Neurologische Symptome und Neurodynamik des Nervensystems

Neurologische Störungen hängen immer mit dem Nervensystem zusammen. Es macht einen wesentlichen Unterschied, ob die Störung im peripheren Nervensystem (Ursprung im Rückenmark) oder im zentralen Nervensystem (Gehirn) lokalisiert ist. Neurologische Störungen des Gehirns werden im Folgenden nicht weiter besprochen, da die begleitende Therapie über den Rahmen dieses Buches hinausgeht und die Patienten stets intensive Begleitung benötigen. Neurologische Symptome des peripheren Nervensystems können hingegen durchaus während des normalen Trainings auftreten. Aber auch das Auftreten eines oder mehrerer dieser neurologischen Symptome ist als Warnsignal zu verstehen und bedarf einer Abklärung. Oft liegen Schmerzen bzw. die Symptome weit entfernt von der tatsächlichen Ursache. Wenn derartige Symptome vor, während oder nach den Übungen auftreten, unbedingt Rücksprache mit einem Arzt oder Therapeuten halten!

Unter neurologische Symptome des peripheren Nervensystems fallen:

- die Störung der Sensibilität
- die Ungleichheit oder der Ausfall der Kraft von der rechten zur linken Körperseite
- gesteigerte oder abgeschwächte Reflexe
- Kribbeln, Taubheit, Schwäche, elektrisierendes Gefühl wie Nadelstiche, Einschlafen von Hand, Finger, Fuß, ganzem Bein oder nur Teilen davon
- „schlaffe“ Lähmungserscheinungen

Die Muskulatur – globale und lokale Muskeln

Bei vielen Übungen ist die korrekte Ausführung von Bedeutung, um die richtigen Muskelgruppen zu trainieren.

Die globalen Muskeln liegen oberflächlich und sind verhältnismäßig lang. Sie sind sehr kräftig und verantwortlich für die großen Bewegungen. Für die Stabilisierung (zum Beispiel in der Wirbelsäule) haben sie allerdings keine große Bedeutung. Zu den oberflächlich gelegenen Muskeln in der Wirbelsäule zählen die Rückenstreckmuskeln, der gerade und die schrägen Bauchmuskeln.

Die lokalen Muskeln liegen unterhalb der globalen Muskulatur. Sie stabilisieren und kontrollieren die Bewegungen der einzelnen Gelenke bzw. in der Wirbelsäule die einzelnen Bewegungssegmente und sind daher während der Bewegungsabläufe dauerhaft aktiv. Sie sind kurz und liegen nahe den Gelenken und Wirbeln. Zu diesen Muskeln zählen die tiefen Rückenmuskeln und die tief liegende Bauchmuskulatur.

Die lokalen Muskeln neigen zur Abschwächung, so dass die globalen Muskeln einen Teil der Aufgaben übernehmen. Das führt allerdings dazu, dass die lokalen Muskeln noch mehr abschwächen und auch die Funktion der Stabilisierung nicht mehr vollständig wahrnehmen können. Das wirkt sich in Problemen wie Hexenschuss, Blockaden und Instabilitäten aus und kann im weiteren Verlauf zu Bandscheibenvorfällen führen.

Warum ist der Beckenboden so wichtig?

Die mehrlagigen Schichten dieser Muskulatur liegen zwischen Schambein, Steißbein und Sitzbeinknochen. Der Beckenboden gibt festen Halt nach unten für Organe und Wirbelsäule. Er gehört zur tiefen stabilisierenden Wirbelsäulenmuskulatur und bildet hier den „Abschluss nach unten". Die Anspannung des Beckenbodens bewirkt auch eine gleichzeitige Anspannung der tief liegenden lokalen Bauchmuskulatur. Aus diesen Gründen sollte das Beckenbodentraining in der Rückentherapie jeglicher Art nicht fehlen.

Die Atmung

Richtige Atmung: Bei der Ausführung der Übungen sollte immer bei der Anspannung ausgeatmet werden. Um den Bauchraum zu verkleinern und somit den sichernden Druck aufzubauen, sollten dabei der Bauchnabel in Richtung Wirbelsäule eingezogen und der Beckenboden in Richtung Bauchraum nach oben angespannt werden. Eingeatmet wird dann optimaler Weise über die Nase.

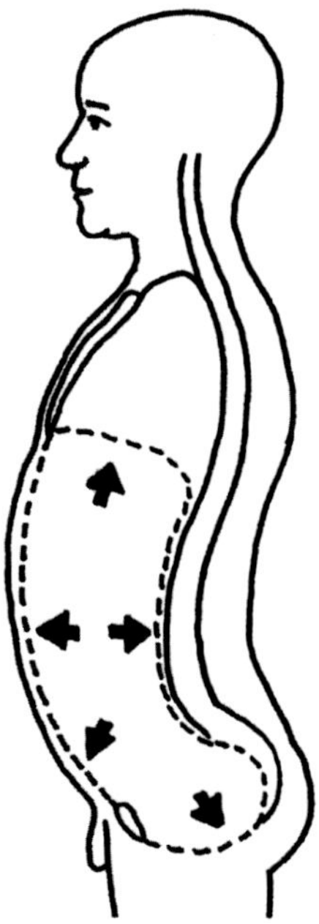

Für die richtige Atmung ist das Bauchmuskelsystem zuständig. Gemeinsam mit Zwerchfell, Rücken und Gesäßmuskeln sorgen die Bauchmuskeln in diesem Zusammenhang unter anderem für die Stabilisierung und Entlastung der Wirbelsäule, die Spannung und den Tonus der Bauchwand und Bauchpresse sowie die Bewegungen von Rumpf und Becken. Beim Ausatmen wird der Bauchraum verkleinert. Durch die gleichzeitige Anspannung des Zwerchfells, der Bauchmuskeln und des Beckenbodens wird der Druck in der Bauchhöhle erhöht. Dadurch wird der Rumpf stabilisiert, und besonders die Lendenwirbelsäule findet Entlastung. Eine gut trainierte Bauchmuskulatur hat deshalb eine große Bedeutung in Prävention und Therapie von Wirbelsäulenerkrankungen. Bei einer Schwäche einer der genannten beteiligten Muskeln kommt es zur erhöhten Druckbelastung auf die Bandscheiben, und die Rückenmuskulatur muss wesentlich mehr leisten, wodurch Schmerzen und Verspannungen vorprogrammiert sind.

Prävention

In der Prävention werden je nach Ausgangssituation und Ziel drei Ebenen unterschieden: Die *Primärprävention* wird auch als Prophylaxe bezeichnet. Hier liegen keine Krankheiten oder Beschwerdebilder vor. Ziele sind das Verhindern von Krankheiten und das Verringern der Anfälligkeit für Beschwerden im Bewegungsapparat. Bei der *Sekundärprävention* sind bereits Erkrankungen oder Probleme vorhanden. Ziel ist deren möglichst frühzeitige Erkennung, um rasch mit der passenden Therapie eingreifen zu können. Bei Beschwerden am Bewegungsapparat können dadurch chronische Verläufe verhindert werden. Die *Tertiärprävention* soll Folgeerkrankungen und Einschränkungen im Alltag durch chronische Erkrankungen vermeiden bzw. verringern.

Halswirbelsäule

Einleitung

Die Halswirbelsäule (HWS) besteht aus sieben Halswirbeln. Die ersten beiden Wirbeln, Atlas und Axis, werden zusammen mit dem Hinterhaupt auch als oberes und unteres Kopfgelenk bezeichnet. Im Vergleich zur restlichen Wirbelsäule tragen diese beiden nur wenig Gewicht, sind dafür aber sehr beweglich und ermöglichen durch ihre spezielle Form die Drehung des Kopfes. Die restliche HWS bewegt den Kopf vermehrt in Beugung, Streckung und Seitneigung. Alle anderen Bewegungen sind eine Kombination daraus.

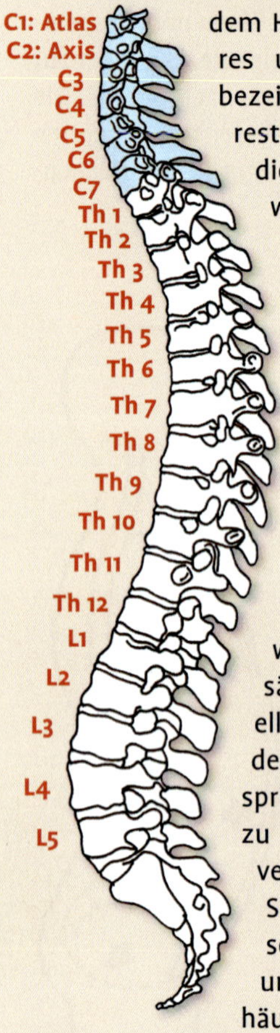

Die HWS ist der beweglichste Teil der Wirbelsäule. Drei wichtige arterielle Gefäße laufen entlang der HWS. An der Seite entspringen Nerven, die sich zu einem Geflecht (Plexus) vereinigen und durch die Scalenuslücke ziehen. Diese Engstelle zwischen HWS und Schlüsselbein macht häufig Probleme, da hier die Nerven in ihrer Mobilität beeinflusst werden können und es zu Einklemmungssymptomen kommen kann.

Auch an den Austrittsstellen der Wirbelsäule selbst kann es aufgrund von Verkalkungen oder Arthrosen zu Engstellen kommen.

Weitere Problembereiche stellen die erste Rippe, die Durchtrittsstellen aus Muskeln im Verlauf der Arme, wenn diese einen zu hohen Tonus aufweisen, sowie die Karpaltunnel am Handgelenk dar. In diesen Bereichen können die typischen neurologischen Symptome wie Kribbeln, Einschlafen, taubes Gefühl und Ähnliches auftreten.

Die Muskulatur der HWS ist aufgrund der hohen und vielseitigen Beweglichkeit kompliziert und vielschichtig aufgebaut. Leider neigt gerade die tiefe stabilisierende Halsmuskulatur, die die Wirbelsegmente untereinander schützen und stabilisieren soll, bei mangelndem Training schnell zur Abschwächung.

Auf der anderen Seite trägt ein entspannter Nacken wesentlich zur Mobilität und Beschwerdefreiheit in diesem Bereich bei. Im folgenden Kapitel werden daher Übungen zur Dehnung, Stabilisierung, Mobilisierung und Kräftigung für alle Beschwerdebilder im Bereich der HWS sowie zur Prävention vorgestellt.

Beispiele für Tätigkeiten, bei denen die obere HWS beansprucht wird:

- Länger gehaltene Stellungen beim Lesen, am PC, im Kino oder Theater
- Rennrad- oder Mountainbike-Fahren
- Schlafen in Bauchlage mit gedrehtem Kopf

Beispiele für Tätigkeiten, bei denen die mittlere und untere HWS beansprucht wird:

- Kopf drehen beim Autofahren
- Arbeiten über Kopf (Fensterputzer oder Handwerker)
- Tragen einer Tasche
- Schnelle Kopfbewegungen
- Fixierte Kopfstellung bei Verdrehung des Rumpfs (z. B. Golfschwung)

Häufige Probleme in der HWS:

- Muskuläre Verspannungen aufgrund von Fehlhaltungen, Überbelastungen, schwacher Muskulatur
- Fehlhaltungen in der gesamten Wirbelsäule
- Neurologische Symptome, Bandscheibenproblematiken
- Schwindel, Kopfschmerzen, Kiefergelenksprobleme
- Instabilitäten, steifer Nacken
- Verschleißerscheinungen wie Osteochondrosen, Spondylarthrosen, Spondylosen
- Weitergeleitete Schmerzen in den Arm oder in die Brustwirbelsäule

Halswirbelsäule – Dehnung – 1

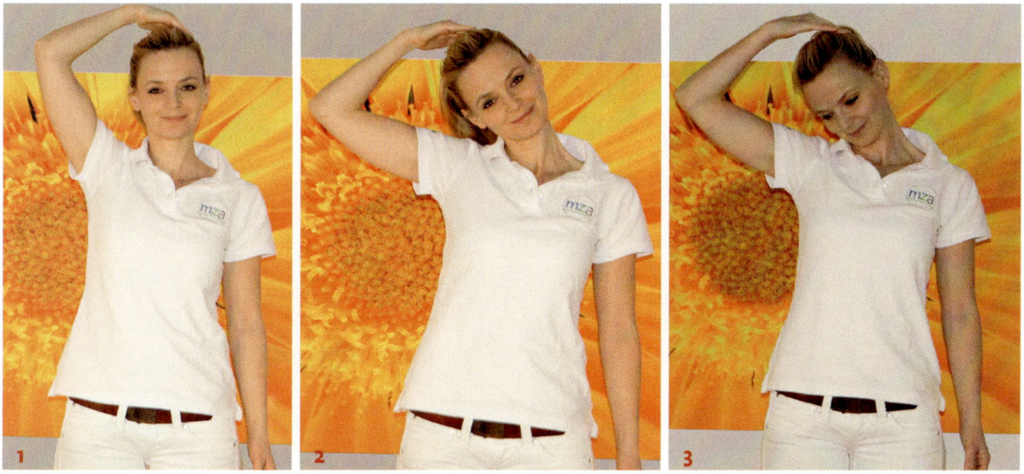

Seitlicher und hinterer Nacken

Ausgangsstellung: Stand

Durchführung: Den Kopf mit Hilfe eines Armes soweit zur Seite neigen, dass eine starke Dehnung im seitlichen Nacken spürbar wird.

Variante: Dreht man den Kopf in dieser gedehnten Position nach vorne und unten, wird die Dehnung im seitlichen hinteren Nackenbereich verstärkt.

Dauer/Wiederholung: 20 Sekunden pro Seite, 3 Wiederholungen

Infobox

Gerade Menschen mit sitzenden Tätigkeiten neigen dazu, im Bereich der Halswirbelsäule Verspannungen auszubilden. Die Dehnung bewirkt eine verstärkte Durchblutung und Verbesserung des Stoffwechsels. Daher sollte die Dehnung der unten angeführten Muskelgruppen regelmäßig durchgeführt werden. Auch schon bei akuten Verspannungen kann diese Dehnung (mit Vorsicht!) durchgeführt werden.

Beteiligte Muskeln & Regionen:
Kurze und tiefe Nackenmuskulatur, m. scaleni, m. trapezius, m. levator scapulae, m. rhomboideus minor

Halswirbelsäule – Dehnung – 2

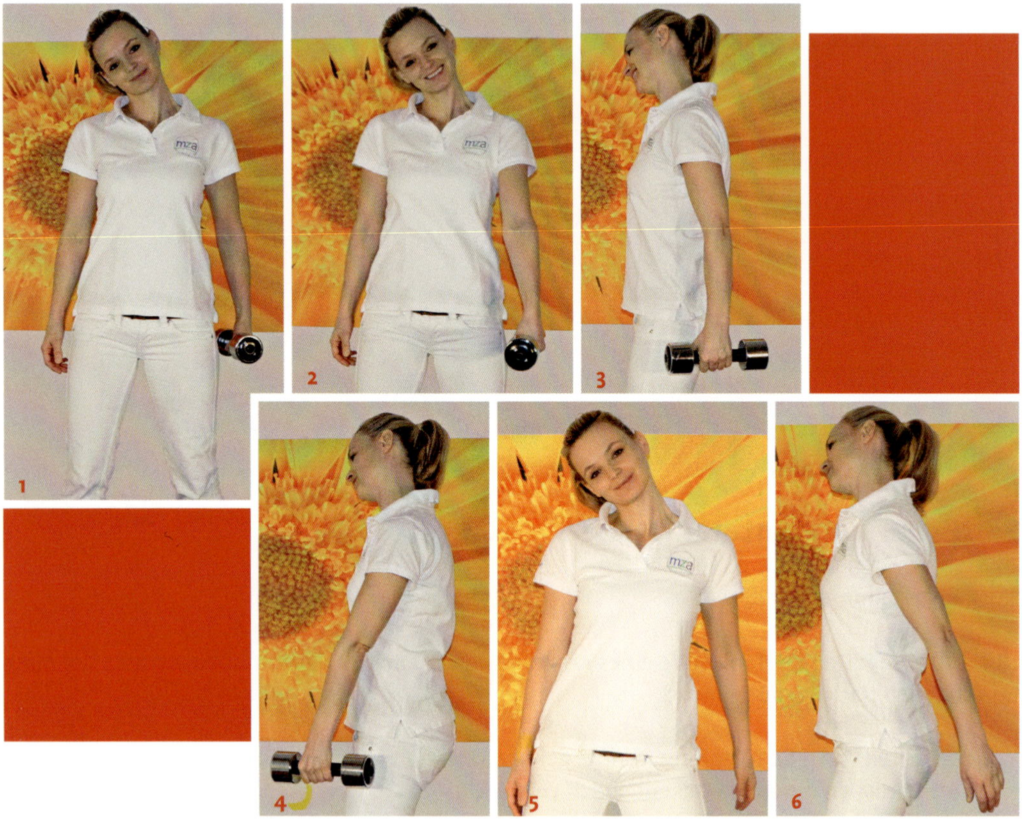

Seitlicher Hals, Nacken

Ausgangsstellung: Stand

Durchführung: Den Kopf zur Seite neigen, sodass ein Dehnungszug in der Schulter und im Nacken spürbar wird. Anschließend den Arm auf der zu dehnenden Seite locker vor und zurück pendeln.

Um vermehrten Zug im hinteren Nackenbereich zu erreichen, kann der Kopf auch noch nach vorne und unten gedreht werden.

Variante: Zur Verstärkung eine ca. 2–5 kg schwere Hantel dazu nehmen.

Dauer/Wiederholung: 20 Sekunden pro Seite, 3 Wiederholungen

Infobox

Bei Nackenproblemen, die auch in die Schulter ausstrahlen, eignet sich diese Übung besonders, um die verkürzten und verspannten Regionen zu dehnen und zu mobilisieren. Damit wird die Muskulatur gestärkt, durchblutet und angeregt.

Beteiligte Muskeln & Regionen:
Seitlicher Hals, Schulter, m. scaleni, m. levator scapulae, tiefe Nackenmuskeln, m. trapezius, m. supraspinatus

Halswirbelsäule – Kräftigung – 3

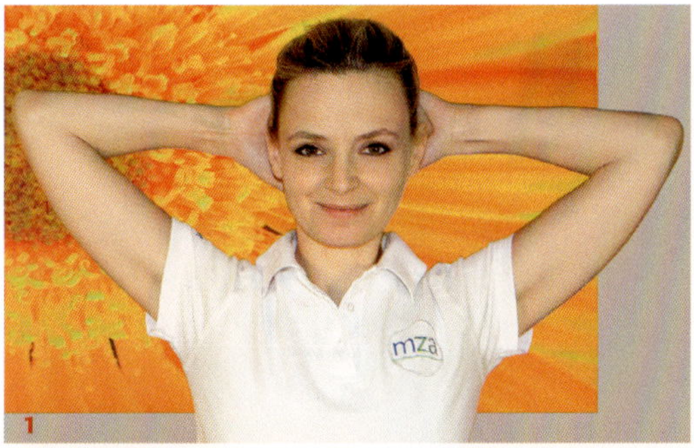

1

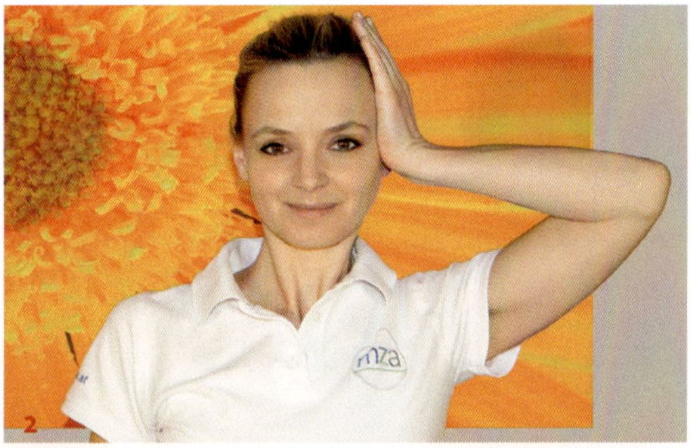

2

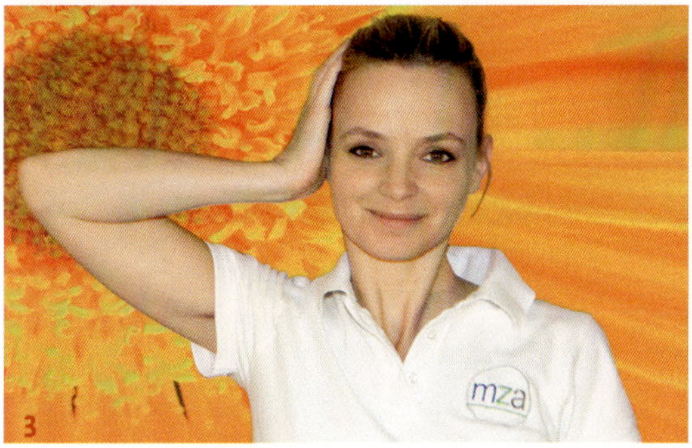

3

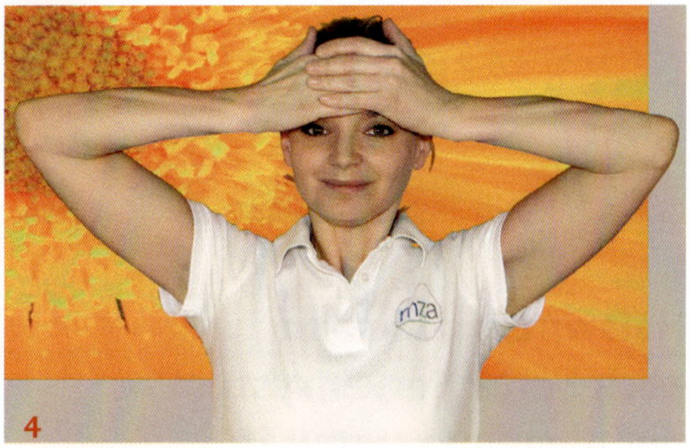

4

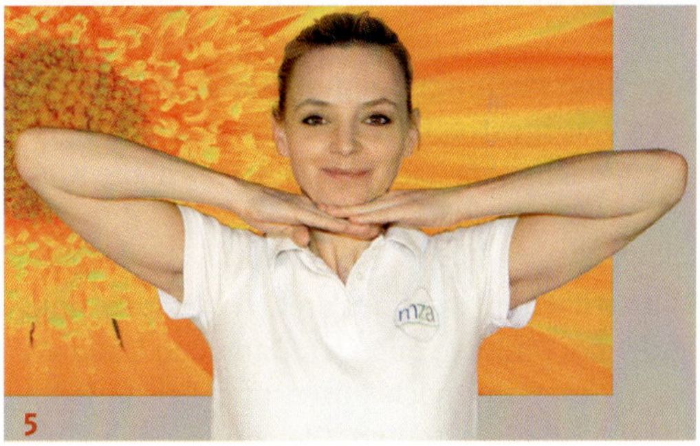

5

Isometrische Stabilisierungs- und Spannungsübung für den Nacken

Ausgangsstellung: Aufrechter Stand, am besten vor einem Spiegel. Den Kopf so aufrichten, dass der Scheitel den höchsten Punkt darstellt. Ein leichtes Doppelkinn bilden.

Durchführung: Mit den flachen Händen auf folgenden vier Stellen nacheinander dosierten Druck aufbauen: Stirn, seitlich an den Schläfen, unter dem Kinn und am Hinterkopf. Die Position des Kopfes wird nicht verändert.

Dauer/Wiederholung: Die Spannung jeweils fünf Sekunden halten, 3 Serien

Infobox

Die Spannungsübung ohne Bewegung eignet sich hervorragend als Training der kurzen und tiefen lokalen Nackenmuskulatur. Diese neigt zur Abschwächung und muss daher bei den meisten Problemen der Halswirbelsäule gestärkt werden. Die Übung ist auch für akute Schmerzphasen geeignet, eine Durchführung ist gerade in diesem Fall auch mehrmals täglich sehr zu empfehlen.

Beteiligte Muskeln & Regionen:
Alle Muskelschichten vorne, seitlich und hinten am Hals.

Halswirbelsäule – Kräftigung – 4

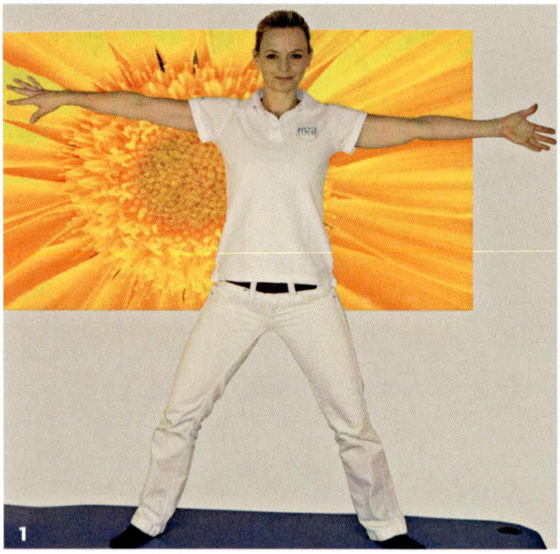
1

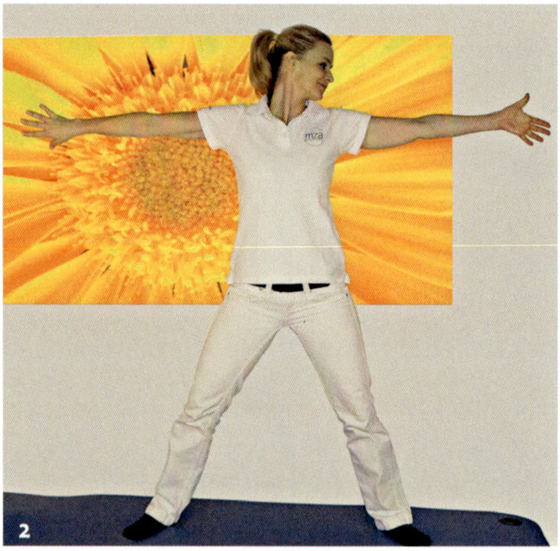
2

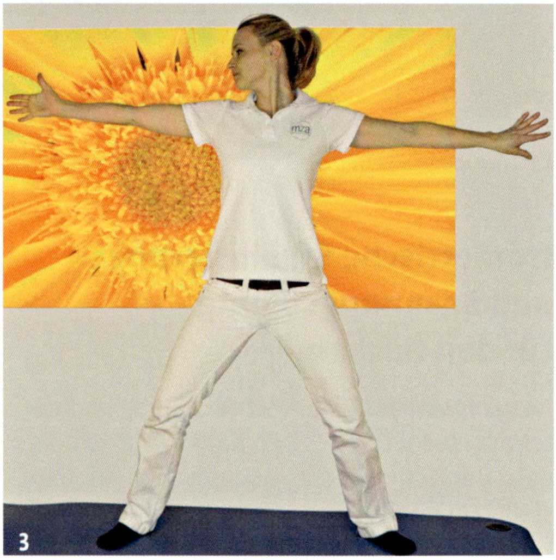
3

Halswirbelsäule und peripheres Nervensystem der oberen Extremität

Ausgangsstellung: Breiter Stand, Arme und Finger ausgestreckt. Ein Daumen zeigt nach oben, der andere nach unten, leicht in die Knie gehen, kein Hohlkreuz.

Durchführung: Der Kopf dreht in die Richtung, in der der Daumen oben ist. Dann den Daumen der einen Hand nach unten und der anderen Hand nach oben drehen. Gleichzeitig den Kopf zu der Seite drehen, wo der Daumen jetzt oben ist.

Dauer/Wiederholung: 10-mal hin und her drehen, Pause, 3 Serien

Infobox

Diese Mobilisationsübung eignet sich besonders bei Einschränkungen in der Drehbewegung der Halswirbelsäule. Die Nerven verlaufen wie „Schnüre" durch den Körper. Verspannungen bedeuten Engstellen, wodurch die Schnüre nicht mehr gut gleiten und typische Symptome wie Kribbeln, Einschlafen der Arme oder taubes Gefühl auftreten können. Nachdem diese Symptome jedoch auch Warnsymptome für andere Erkrankungen sein können, sind diese immer ärztlich abzuklären!

Beteiligte Muskeln & Regionen:
Muskulatur der Halswirbelsäule, Arme

Halswirbelsäule – Mobilisierung – 5

Obere Halswirbelsäule

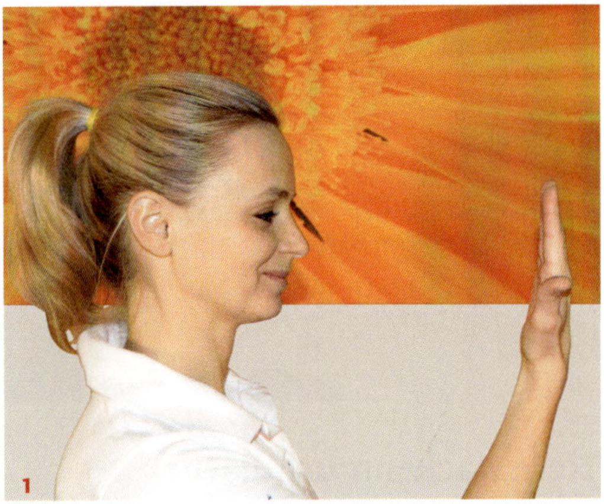
1

Ausgangsstellung: Stand; Handfläche vor das Gesicht halten. Auf eine natürliche Kopfposition achten – Tendenz eher in Richtung Doppelkinn. Der Scheitel stellt den höchsten Punkt dar.

Durchführung: Die Handinnenfläche wie einen kleinen Spiegel betrachten. Die Nasenspitze zieht kleine Kreise, während man in diesen Spiegel sieht. Nicht zu groß kreisen, da nur die obere Halswirbelsäule bewegt werden soll. Die Schultern dabei ganz locker lassen.

Dauer/Wiederholung: 20–30-mal in beide Richtungen kreisen

Infobox

Die kurzen Nackenmuskeln der oberen Halswirbelsäule, die direkt am Hinterkopf ansetzen, neigen zur Verkürzung und sind oft Auslöser von Kopfschmerzen. Die kleinen Bewegungen regen die lokale Durchblutung an und bringen dadurch Erleichterung. Daher ist die Durchführung auch und vor allem in akuten Phasen zu empfehlen.

Beteiligte Muskeln & Regionen:
Kurze Nackenmuskeln speziell im Bereich der ersten drei Halswirbel

Halswirbelsäule – Kräftigung – 6

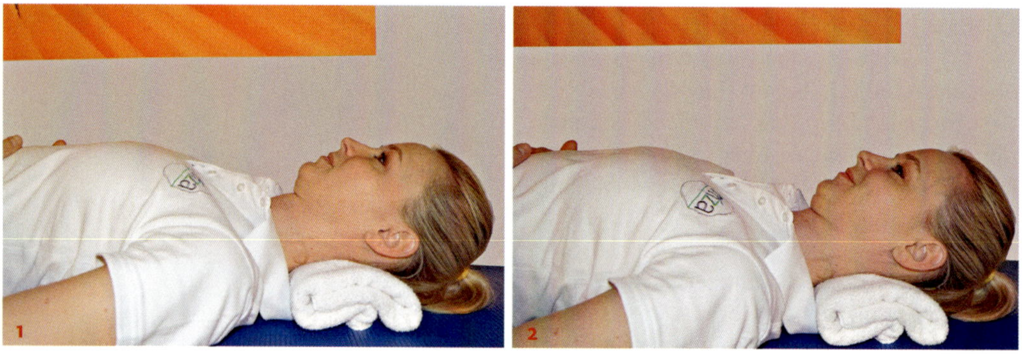

Tiefe Nackenmuskulatur

Ausgangsstellung: Rückenlage, Beine aufgestellt. Ein zusammengerolltes Handtuch liegt im Nacken.

Durchführung: Mit dem Kopf eine kleine Nickbewegung durchführen. Dabei wandert das Kinn Richtung Handtuch und macht ein Doppelkinn. Mit etwa 20 Prozent der möglichen Kraft gegen das Handtuch spannen. Nicht zu fest anspannen, da sonst nicht mehr die tiefen wirbelsäulennahen Muskeln arbeiten, sondern die großen, außen liegenden.

Variante: Mit Betonung der Brustwirbelsäule siehe Übung 18.

Dauer/Wiederholung: 15–20 Wiederholungen, 3 Serien

Infobox

Zur segmentalen Aktivierung und Stabilisierung der tiefen Muskulatur ist das eine hervorragende Übung. Sie kann auch schon in akuten Schmerzphasen begonnen werden, da durch die Muskelaktivierung die Durchblutung steigt und die Muskeln die kleinen Gelenke in der Halswirbelsäule entlasten.

Beteiligte Muskeln & Regionen:
Halswirbelsäule, kurze Nackenmuskeln, Kopfgelenkmuskeln

Halswirbelsäule – Kräftigung – 7

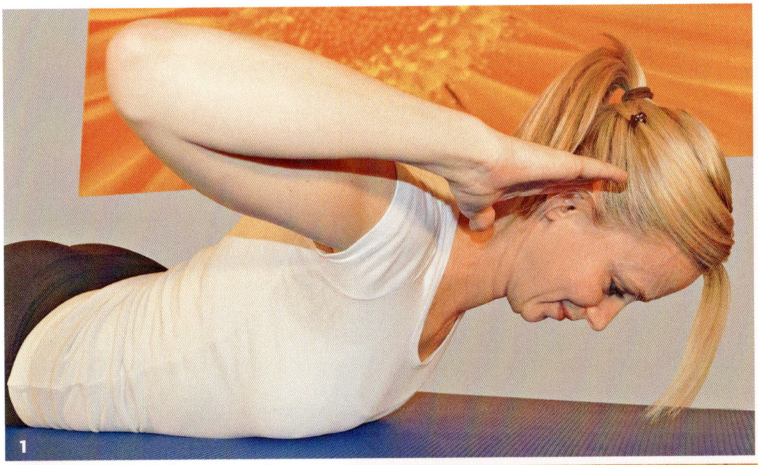

1

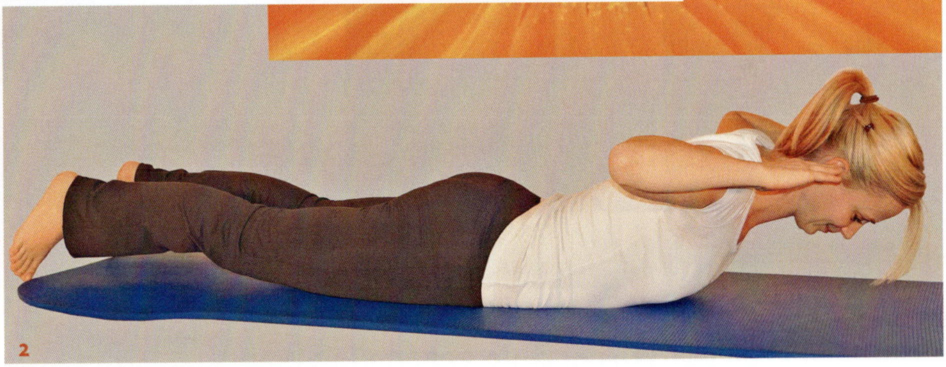

2

Rückenmuskeln, Nacken, Hals-, Brustwirbelsäule

Ausgangsstellung: Bauchlage

Durchführung: Die Beine und das Gesäß werden fest angespannt. Den Brustkorb langsam ein paar Zentimeter vom Boden abheben. Dabei wandern die Ellbogen nach hinten und oben. Der Kopf bleibt immer in einer Doppelkinnposition und schaut nach unten Richtung Matte.

Dauer/Wiederholung: 15–20 Wiederholungen, 3 Serien

Infobox

Diese Übung ist schon eher für Fortgeschrittene und sollte in akuten Schmerzphasen vom Arzt oder Therapeuten angeleitet und angepasst werden. Sie eignet sich hervorragend zur Kräftigung von schwacher Rückenmuskulatur. Bei Fehlhaltungen in der Hals- und Brustwirbelsäule fördert sie die Herstellung einer aufrechten Haltung. Bei zu starkem Ausweichen in ein Hohlkreuz kann ein Handtuch unter den Bauch gelegt werden.

Beteiligte Muskeln & Regionen:
Gesamte Wirbelsäule, Arme und Beine

Halswirbelsäule – Dehnung – 8

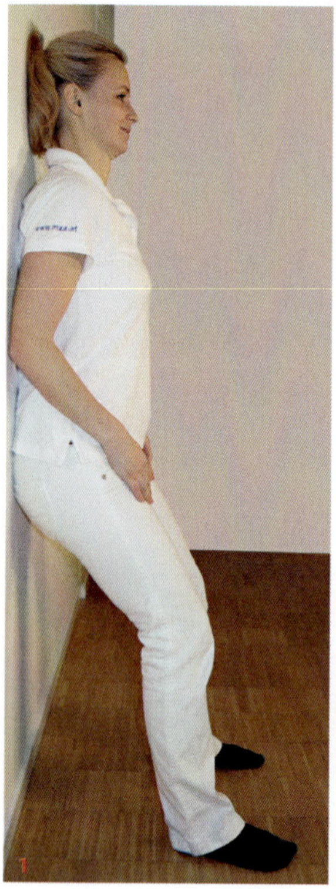

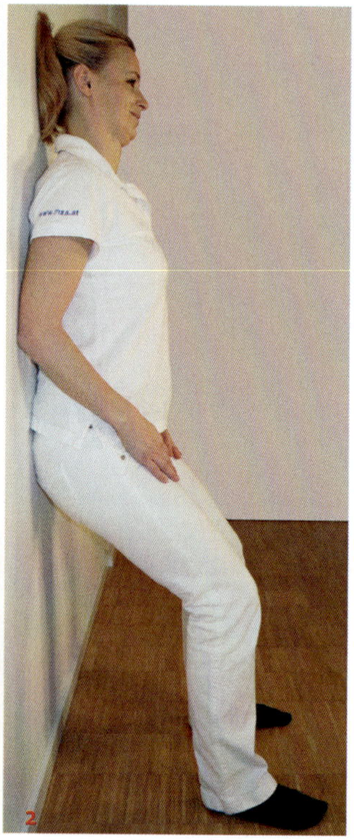

Anmodellieren der Wirbelsäule gegen eine Wand

Ausgangsstellung: Hüftbreiter Stand einen halben Meter vor einer Wand

Durchführung: Die Knie etwas beugen und versuchen, jeden Wirbel einzeln an die Wand anzumodellieren. Es sollte kein Hohlkreuz mehr vorhanden sein, und auch die HWS sollte so weit wie möglich zur Wand. Immer in der Doppelkinnposition bleiben!

Es kann sein, dass es bei einer solchen Haltungskorrektur etwas zwickt und sticht, das ist aber normal und sollte weggeatmet werden. Bei mehrmaligem Wiederholen wird es besser werden.

Dauer/Wiederholung: 30 Sekunden halten, Pause, 3–5 Serien

Infobox

Diese Übung eignet sich nach Abklingen akuter Schmerzphasen als Hausübung oder als Übung zwischendurch im Büro. Sie dient zum Einüben einer aufrechten Haltung bei Personen mit Defiziten in verschiedenen Bereichen der Wirbelsäule.

Beteiligte Muskeln & Regionen:
Gesamte Wirbelsäule

Halswirbelsäule – Kräftigung – 9

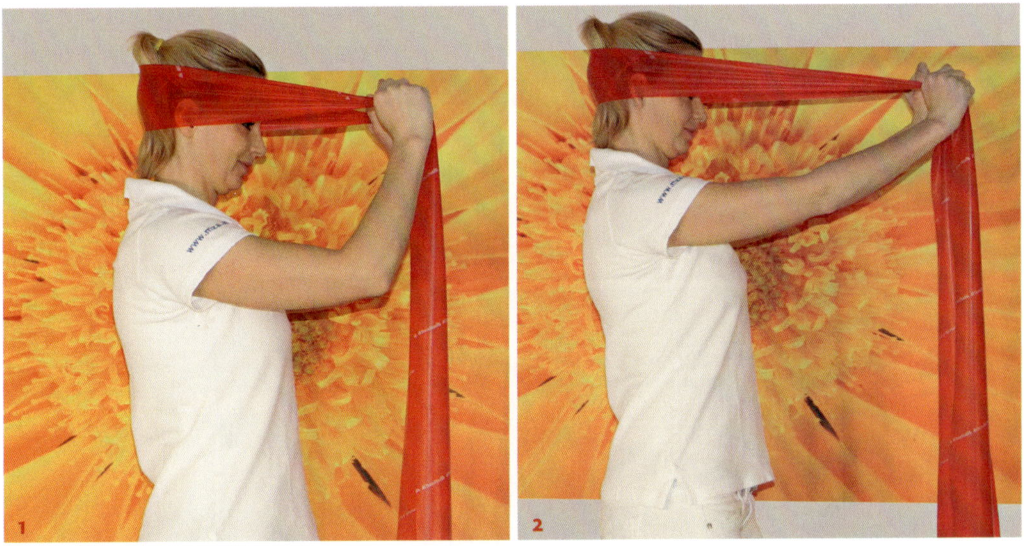

Kurze Nackenmuskulatur

Ausgangsstellung: Hüftbreiter Stand, das elastische Band wird mit beiden Armen festgehalten und flächig um den Hinterkopf gelegt.

Durchführung: Das Band in beide Hände nehmen und auf Zug halten. Langsam Spannung am Hinterkopf aufbauen, indem man ein Doppelkinn macht und nach hinten gegen den Widerstand des Bandes spannt. Danach langsam locker lassen, um anschließend wieder in die Doppelkinnposition gehen. Zur Kontrolle des Kopfes am besten vor einem Spiegel üben, damit ein Ausweichen verhindert wird.

Dauer/Wiederholung: 3-mal 15 Wiederholungen

Infobox

Die Kräftigung der Nackenmuskulatur ist enorm wichtig, aber leider auch nicht so leicht. Durch das Band hat man eine Führung, um Ausweichen zu verhindern. Speziell Personen, die vorwiegend sitzende Tätigkeiten ausführen oder viel zu Boden schauen, müssen die Nackenmuskulatur unbedingt trainieren, um Beschwerden vorzubeugen oder zu verringern.

Beteiligte Muskeln & Regionen:
Gesamter Hals, Nackenmuskulatur

Halswirbelsäule – Verweise

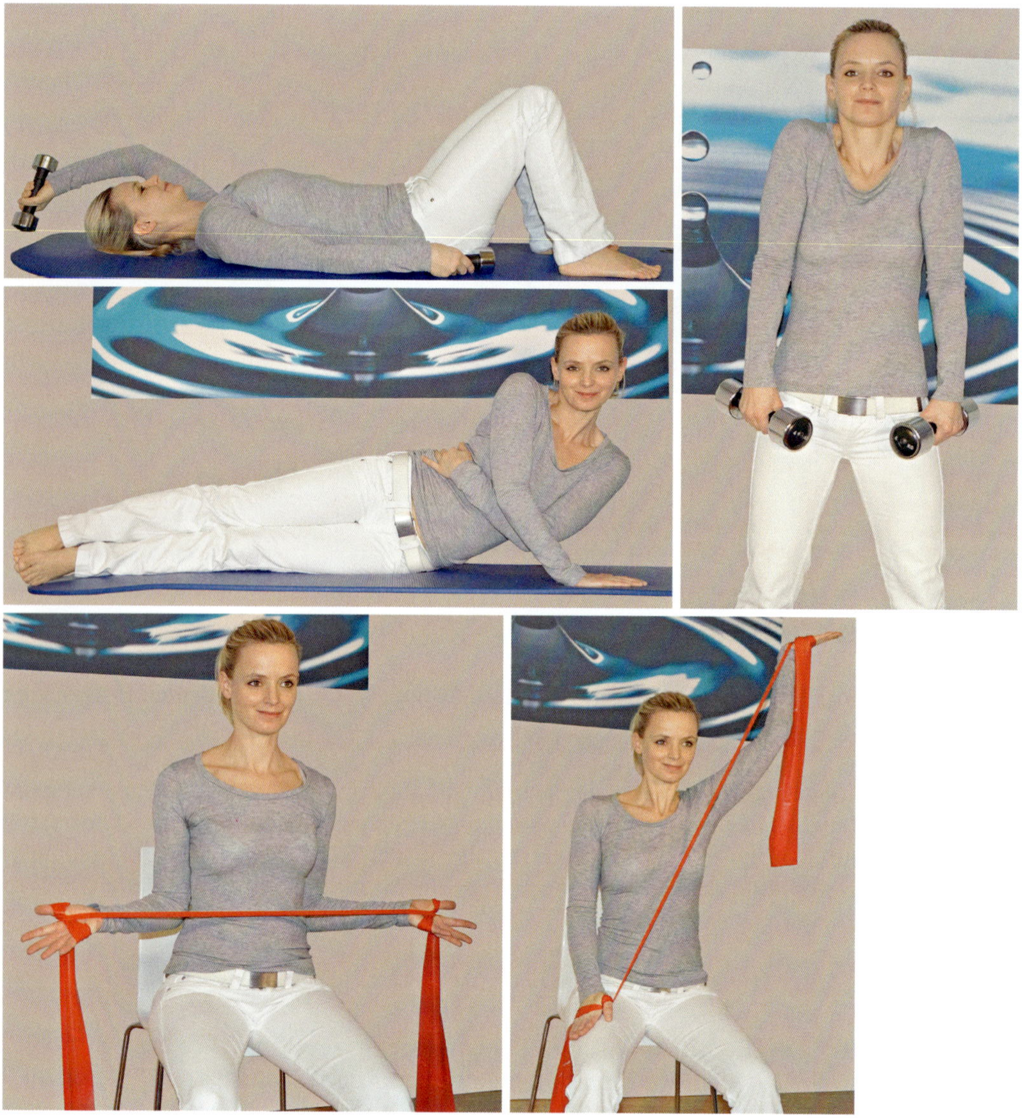

Die folgenden Übungen aus anderen Kapiteln sind ebenfalls sehr gut für die HWS geeignet.

Übung 68 (Arme): Gewicht in Rückenlage nach hinten bringen.

Übung 69 (Arme): Schultern heben mit Gewichten.

Übung 70 (Arme): Liegestütz gegen die Wand.

Übung 73 (Arme): Elastisches Band seitlich auseinander ziehen.

Übung 74 (Arme): Elastisches Band schräg nach oben ziehen.

Brustwirbelsäule

Einleitung

Die Brustwirbelsäule (BWS) besteht aus zwölf Wirbeln. Das Besondere an diesem Wirbelsäulenabschnitt ist, dass jedes Segment mit einem Rippengelenk in Verbindung steht. Dadurch bildet sich mit dem Brustbein vorne und den zwölf Rippenpaaren der Brustkorb, welcher als Schutz der Eingeweide dient. Für das tiefe Durchatmen ist es wichtig, dass die Brustwirbelsäule in ihrer Mobilität keine Einschränkungen hat. Allerdings lässt sie eher wenig Bewegung zu und neigt zusätzlich zur Versteifung. Schmerzen in diesem Bereich strahlen häufig ringförmig im Rippenverlauf oder Richtung Körperzentrum aus.

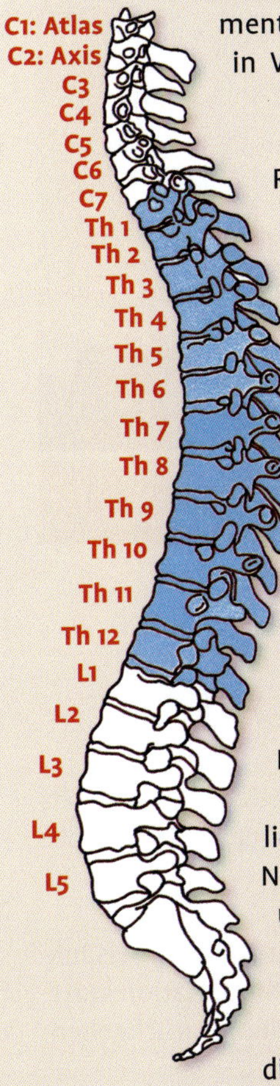

In der Brustwirbelsäule liegt ein Teil des vegetativen Nervensystems, welches die unbewussten Körperfunktionen und Reaktionen steuert. Durch Übungen in dem Bereich kann man auch auf dieses Regulationssystem gezielt positiven Einfluss nehmen.

An die Brustwirbelsäule grenzen sowohl die Hals- als auch die Lendenwirbelsäule. Die Übergangszonen (C7/T1 und T12/L1) sind anfällig für diverse Beschwerden, da die Brustwirbelsäule als stabilisierender Wirbelsäulenabschnitt auf eine sehr bewegliche HWS und auf unterschiedliche Aufgaben in der LWS trifft. Am unteren Rand des Rippenbogens befindet sich der Ansatz der Bauchmuskulatur, welche sich wie ein Korsett rundherum zwischen Rippenbogen und Beckenrand aufspannt.

Die BWS kann aktiv in Beugung, Streckung, Dehnung und Seitneigung bewegt werden. Im folgenden Kapitel werden Übungen zu allen Bewegungsmustern vorgestellt.

Beispiele für Aktivitäten, welche Beschwerden in der BWS auslösen können:

- Atmen, Husten
- längeres Sitzen (im Büro, Kino, Auto, am PC)
- Tragen oder Arbeiten über Kopf
- Hausarbeit
- Kinderbetreuung
- Klavier, Gitarre oder Schlagzeug spielen
- länger gehaltene Positionen

Häufige Probleme in der BWS:

- Stechen im Brustkorb (oft falscher Verdacht auf Herzprobleme)
- T4 Syndrom: beidseitiges Einschlafen der Hände, Kribbeln, helmartige Kopfschmerzen (Druck wie ein zu enger Helm), alle Finger betroffen
- tiefes Atmen ist blockiert, Schmerzen beim Husten, Niesen
- Brennen nach vorne, Bandscheibensymptomatiken
- Schmerzen in Rückenlage, Verspannungen zwischen den Schulterblättern
- vegetative Symptome: vermehrte Schweißbildung, veränderte Hautfarbe, vermehrt Haare in dem Bereich, Jucken, Brennen, konstanter Ruheschmerz, Unwohlsein, Fieber, Schüttelfrost
- Fehlhaltungen: Flachrücken, Rundrücken, Verspannungen und/oder Einklemmungen im Bereich der ersten Rippe
- Osteoporose, Stenosen, Verkalkungen und Versteifungen, degenerative Veränderungen
- Morbus Bechterew, Morbus Scheuermann, Skoliose

Brustwirbelsäule – Mobilisierung – 10

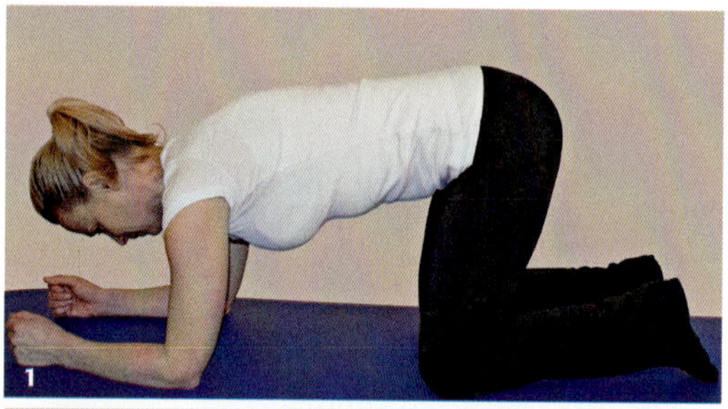

1

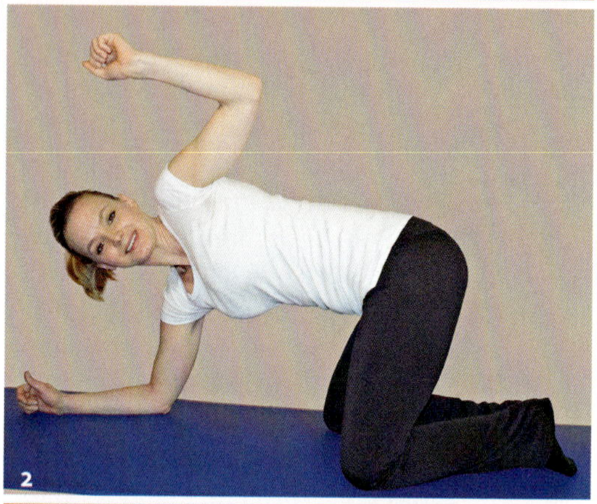

2

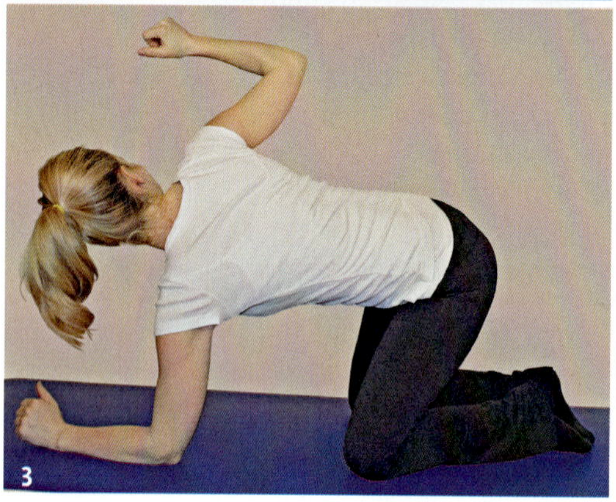

3

Rotation der Brustwirbelsäule

Ausgangsstellung: Vierfüßlerstand, beide Knie befinden sich unter den Hüftgelenken, hüftbreit geöffnet. Mit den Ellbogen auf Schulterhöhe schulterbreit geöffnet auf einer weichen Matte abstützen.

Durchführung: Einen Arm seitlich nach oben drehen, bis ein Endgefühl in der Brustwirbelsäule spürbar ist. Das „bis ans Ende gehen“ ist wichtig, da sonst keine ausreichende Mobilisation stattfindet. Dabei mit dem Kopf mitdrehen. Anschließend wieder in die Ausgangstellung zurückgehen. In der Lendenwirbelsäule findet fast keine Bewegung statt.

Dauer/Wiederholung: 5-mal pro Seite, 3 Serien

Infobox

Diese Übung eignet sich bei zu Steifigkeit neigender Brustwirbelsäule. Sie fördert die aufrechte Haltung und beugt einem Rundrücken vor. Der Brustmuskel, der zur Verkürzung neigt, wird dabei gedehnt. Falls aufgrund von Knie- oder Ellbogenbeschwerden die Übung in dieser Position nicht durchgeführt werden kann, eignet sich Übung 11 als Alternative.

Beteiligte Muskeln & Regionen:
BWS, m. pectoralis major et minor, Bauch- und Rumpfmuskulatur, HWS, die Muskulatur der LWS muss stabilisierend halten.

Brustwirbelsäule – Mobilisierung – 11

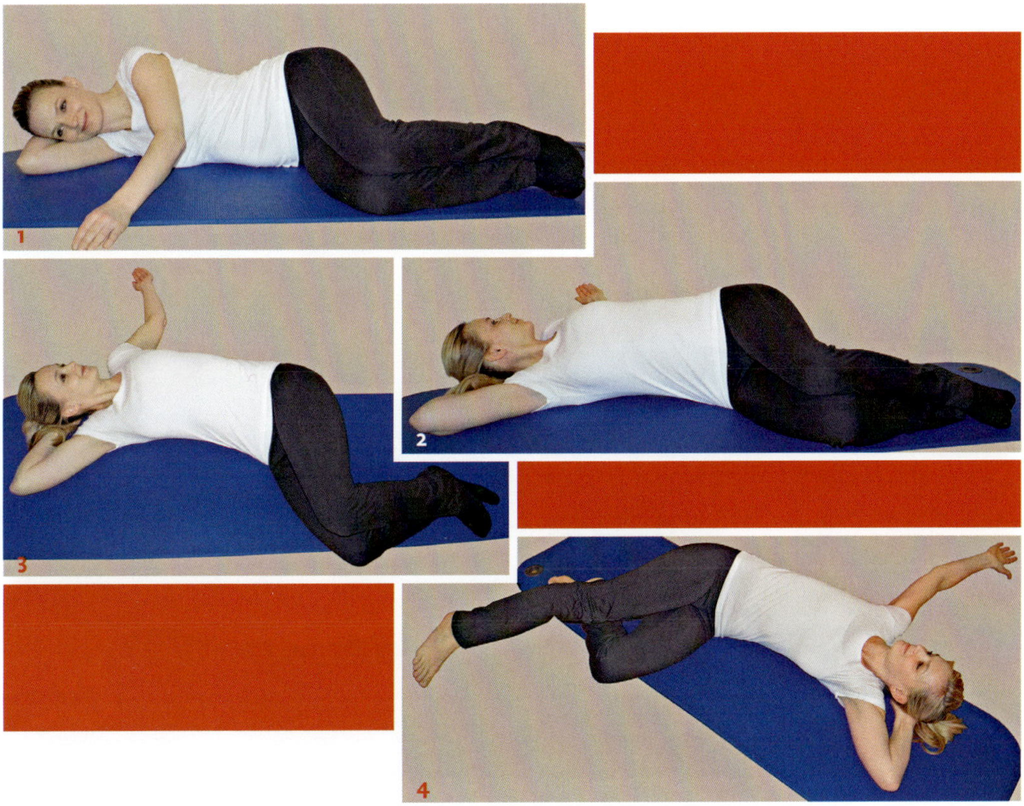

Rotation und Dehnung des Rumpfes

Ausgangsstellung: Seitenlage, beide Beine liegen übereinander auf Hüfthöhe in 90 Grad abgewinkelt. Der Kopf ist locker auf dem unteren, gebeugten Arm abgelegt.

Durchführung: Mit dem oberen Arm so weit wie möglich nach hinten aufdrehen. Den Kopf dabei mit dem unteren Arm stützen. Das Becken stabilisiert dagegen und wird nicht gedreht. Dann wieder in die Ausgangsstellung zurück. Als Variation und um die Dehnung im ganzen Körper zu verstärken, kann beim nach hinten Gehen des Armes das obere Bein ausgestreckt werden.

Dauer/Wiederholung: 15–20-mal wiederholen, Pause, 3 Serien pro Seite

> **Infobox**
> Meist sind ein steifer und zu runder Rücken in Kombination mit der Verkürzung von Brust- und Bauchmuskulatur vorzufinden. Durch die Kombination von Mobilisierung und Dehnung der schrägen Muskelketten vom Bauch über die BWS bis in die Hände wird an der aufrechten Körperhaltung gearbeitet.

Beteiligte Muskeln & Regionen:
Wirbelsäule, speziell Brustwirbelsäule, Brustmuskulatur: m. pectoralis major et minor, Bauchmuskulatur, Arme

Brustwirbelsäule – Mobilisierung, Dehnung – 12

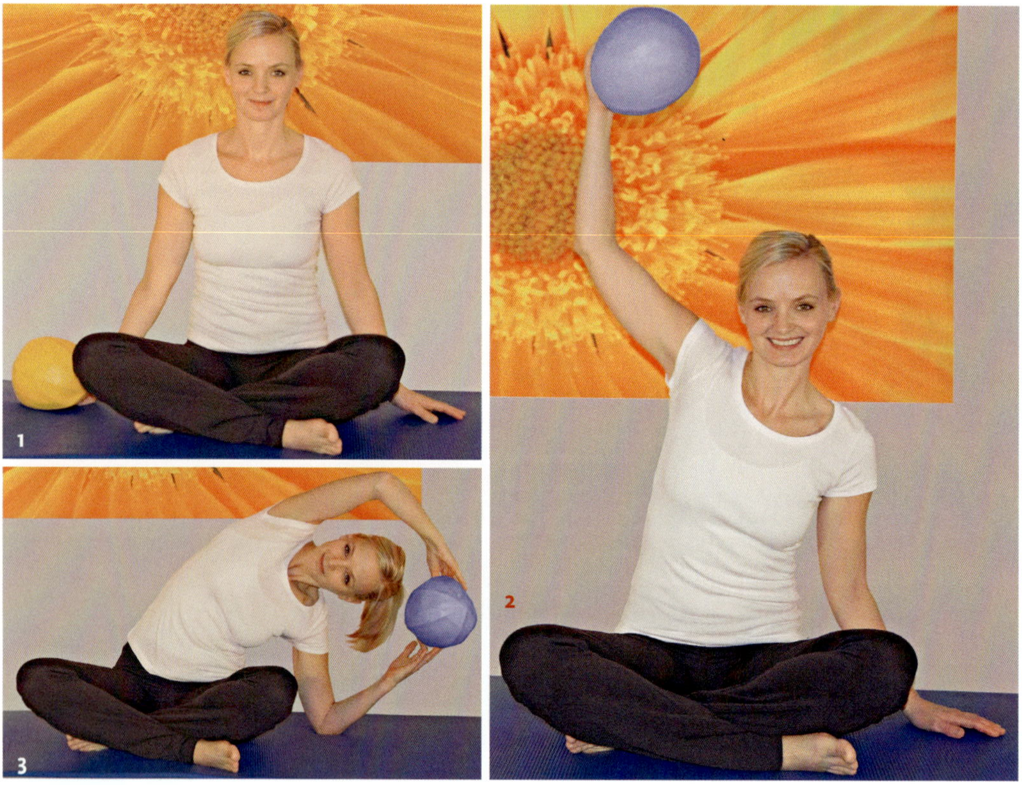

Dehnung und Mobilisierung von Brust- und Lendenwirbelsäule in Seitneigung

Ausgangsstellung: Schneidersitz auf einer Matte, einen kleinen Ball in eine Hand nehmen

Durchführung: Den Ball seitlich über den Kopf bringen, bis der Oberkörper abgestützt auf dem Ellbogen so weit zur Seite kommt, dass der Ball in die andere Hand übergeben werden kann. Dabei ist es wichtig, dass das Gesäß nicht abhebt und der Oberkörper nicht nach vorne oder hinten ausweicht. Man stellt sich am besten vor und hinter einem eine Wand vor.

Dauer/Wiederholung: 20–30-mal pro Seite

Infobox

Diese Übung mobilisiert die Brust- und Lendenwirbelsäule in ihrer seitlichen Beweglichkeit und dehnt dabei jeweils eine Rumpfhälfte. Nach Abklingen akuter Phasen von Rückenproblemen ist dies eine hervorragende Übung, um die Beweglichkeit weiter zu verbessern!

Beteiligte Muskeln & Regionen:

Seitliche Bauchmuskeln: m. transversus abdominis, m. obliquus externus und internus, m. quadratus lumborum; gesamte Rückenmuskulatur, Arme

Brustwirbelsäule – Mobilisierung, Dehnung – 13

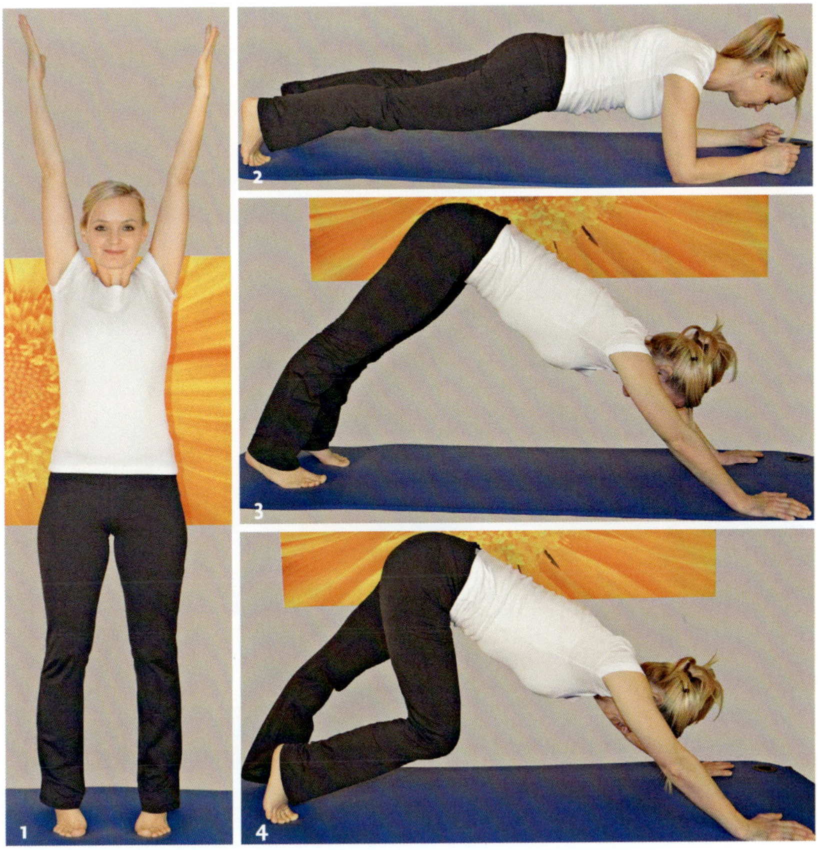

Ganzkörpermobilisierung und Dehnung

Ausgangsstellung: lockerer, hüftbreiter Stand am Ende einer Matte

Durchführung: Die Arme – so weit es geht – nach oben strecken, und dabei in den Zehenspitzenstand gehen. Anschließend beugen und langsam Wirbel für Wirbel abrollen. Mit der HWS beginnen, dann BWS und LWS. Anschließend in den Unterarmliegestütz gehen. In dieser Position mit dem Bauch dagegen spannen, um nicht zu stark ins Hohlkreuz zu gehen. Zirka 20 Sekunden halten, dabei weiter tief atmen. Danach wandert das Gesäß Richtung Decke, Beine und Arme bleiben an der gleichen Stelle auf der Matte. Das Steißbein ist der höchste Punkt, die Kniegelenke bleiben gestreckt. Eine Dehnung in der Wirbelsäule und in der hinteren Beinmuskulatur sollte gespürt werden. Diese Dehnung wieder zirka 20 Sekunden halten. Anschließend im Wechsel ein Knie beugen, sodass der Dehnzug auf einer Beinrückseite verstärkt wird. Danach die Übung im fließenden Übergang von vorne beginnen und 10-mal wiederholen.

Infobox

Ganzheitliche Mobilisierung und Dehnung mit Betonung auf Wirbelsäule und Beinrückseite.

Beteiligte Muskeln & Regionen:
Wirbelsäule, Beine und Arme

Brustwirbelsäule – Mobilisierung – 14

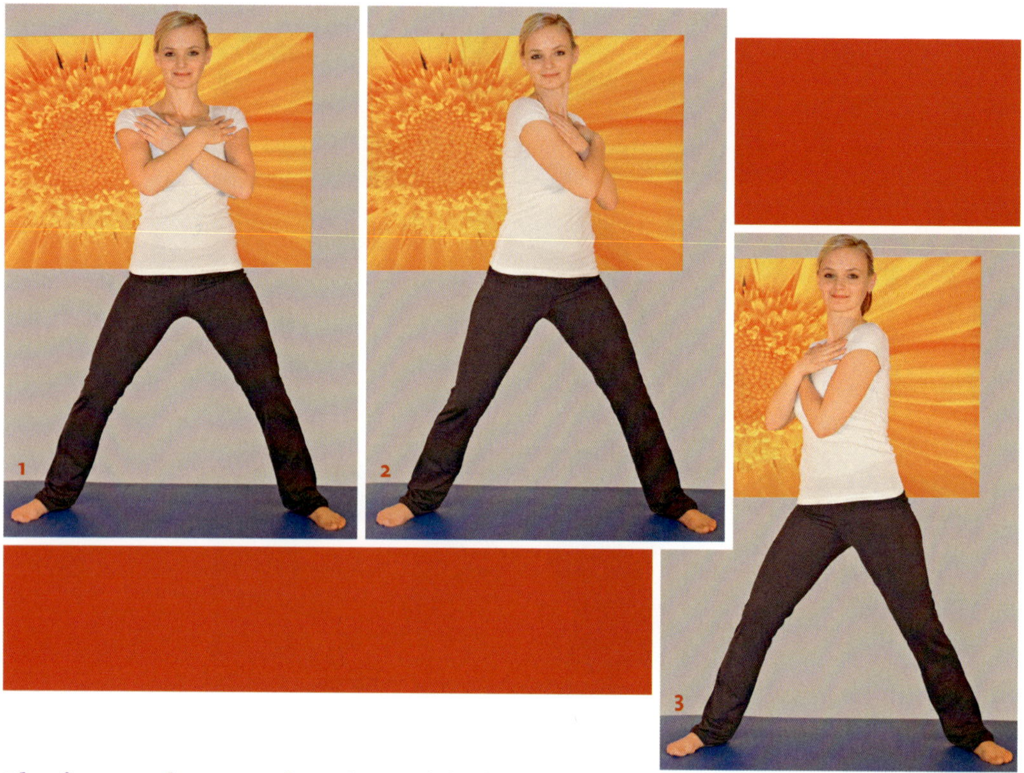

Flexion und Extension der Wirbelsäule

Ausgangsstellung: Sehr breiter, aufrechter Stand, Knie leicht gebeugt. Der Kopf befindet sich in einer Doppelkinnposition, der Scheitel ist der höchste Punkt. Die Arme vor der Brust verschränken.

Durchführung: Mit dem Oberkörper immer wieder ohne viel Kraftaufwand von rechts nach links und zurück drehen. Das Becken und die Beine bleiben dabei ruhig und bewegen sich nicht. Der Kopf schaut immer gerade nach vorne. Auf eine schöne Drehung nach hinten achten. Die Schultern locker nach unten hängen lassen und nicht verkrampft nach oben ziehen.

Dauer/Wiederholung: 20–30-mal wiederholen, Pause, 3 Serien

Infobox

Die Rotation ist eine sehr wichtige Form der Beweglichkeit der Wirbelsäule – wir brauchen sie alltäglich beim Nach-hinten-Schauen, also etwa beim Einparken. Leider ist es auch die Bewegung, die am schnellsten eingeschränkt und schmerzhaft ist. Deshalb sind solche Mobilisationsübungen zur Erhaltung der Beweglichkeit sehr wichtig. Überdies wirken die Drehbewegungen der Wirbelsäule positiv auf die Bandscheiben.

Beteiligte Muskeln & Regionen:
Brustwirbelsäule, Rückenmuskulatur und Bandscheiben

Brustwirbelsäule – Mobilisierung – 15

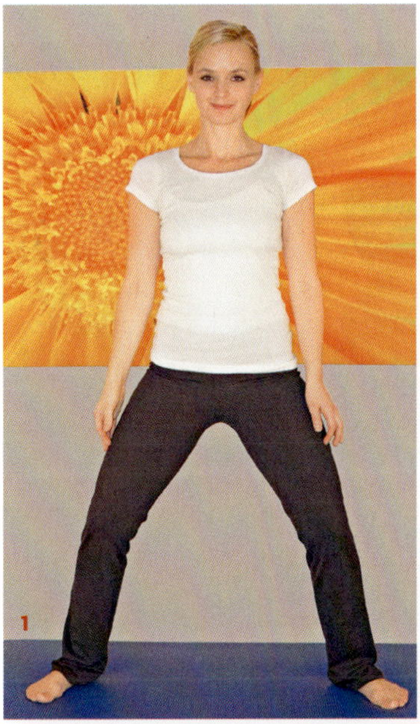

1

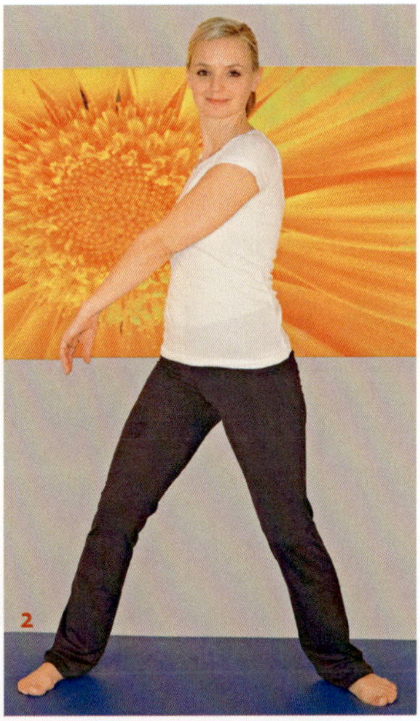

2

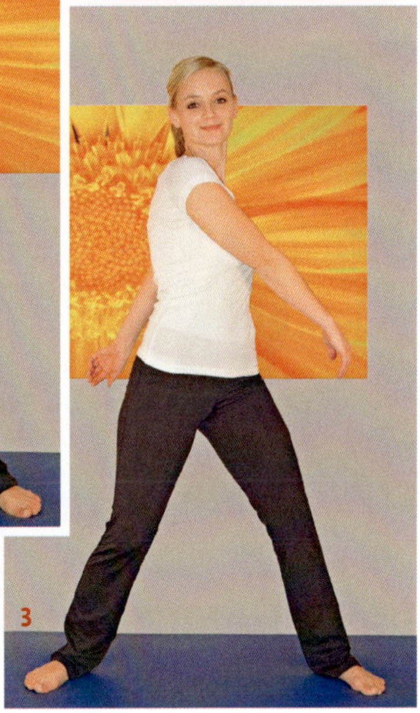

3

Mobilisation der Wirbelsäule in Rotation, Lockerung der Arme

Ausgangsstellung: Sehr breiter Stand, Arme hängen locker zur Seite, aufrechte Körperhaltung

Durchführung: Die Arme mit Schwung, aber ohne Spannung nach rechts und links drehen. Dabei darauf achten, dass der Kopf immer gerade nach vorne schaut. Die Bewegung sollte rein aus der Wirbelsäule kommen, die Beine und das Becken bewegen sich nicht. Weit nach hinten drehen, bis ein Endgefühl in der Wirbelsäule spürbar wird!

Dauer/Wiederholung: Diese Mobilisationsübung 2–3 Minuten lang durchführen.

Infobox

Die Drehfähigkeit der Wirbelsäule, insbesondere der Brustwirbelsäule neigt zu Einschränkungen, welche sich in diversen Beschwerden (Rückenschmerzen) äußern können. Deshalb ist diese Mobilisationsübung sehr effektiv.
Nach anstrengendem Oberkörperkrafttraining eine gute Lockerungsübung.

Beteiligte Muskeln & Regionen:
Brustwirbelsäule, Arme

Brustwirbelsäule – Mobilisierung, Dehnung – 16

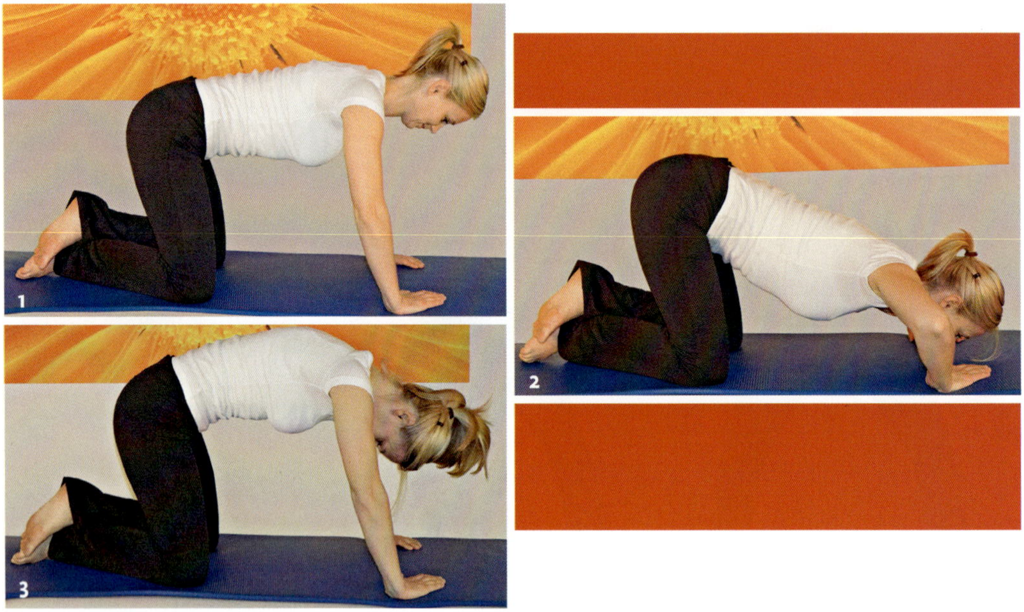

Damenliegestütz & Katzenbuckel

Ausgangsstellung: Vierfüßlerstand, Beine hüftbreit auseinander, Füße überkreuzen; Arme schulterbreit auseinander, Ellbogen zeigen nach außen, Handflächen etwas nach innen

Durchführung: Mit der Nase Richtung Boden gehen, dabei die Schulterblätter – so weit es geht – Richtung Wirbelsäule zusammenziehen und das Brustbein Richtung Boden drücken. Hilfreich ist dabei, sich vorzustellen, dass ein Wasserglas auf der LWS steht und nicht hinunterfallen darf. Das heißt, die LWS muskulär stabilisieren und kein Hohlkreuz machen.

Anschließend den Rücken ganz rund machen und den Kopf einziehen – einen Katzenbuckel machen.

Dauer/Wiederholung: 20–30-mal wiederholen, Pause, 3 Serien

Infobox

Diese Übung vereint den Damenliegestütz mit dem Katzenbuckel. Sie mobilisiert speziell die Brustwirbelsäule und kann sowohl bei Rundrücken als auch bei Flachrücken empfohlen werden.

Beteiligte Muskeln & Regionen:
Alle Schichten der Rückenmuskulatur und Wirbelgelenke

Einladung zum Test!

Sport Praxis

+ Der Übungsleiter

Seit über 50 Jahren die führende deutsche Fachzeitschrift für Sportlehrer, Übungsleiter und Trainer

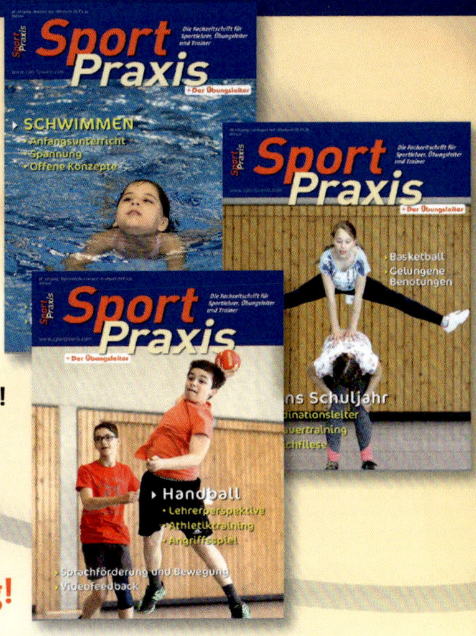

Ob Sie:

- **neue Ideen** für Ihre Schul- und Vereinsstunde
- komplette **Stundenbilder** zu allen Sportarten
- erfolgreiche und zeitgemäße **methodische** Konzepte
- aktuelle **Erkenntnisse** aus Sportpädagogik und -didaktik
- Hinweise zu **Tagungen**, **Kongressen** und **Workshops**
- **Rezensionen** zu neuen Fachbüchern

  und vieles mehr ...

im modernen Layout suchen:

Mit der SportPraxis sind Sie immer eine Nasenlänge voraus!

Die SportPraxis erscheint pro Jahr in 6 Doppelheften (12 Ausgaben) und kostet im Abonnement € 59,90 (ermäßigt für Studenten / Referendare € 42,95).

... nutzen Sie noch heute unsere Test-Einladung!

Hier unser Kennenlern-Angebot!

Sie haben die Wahl!

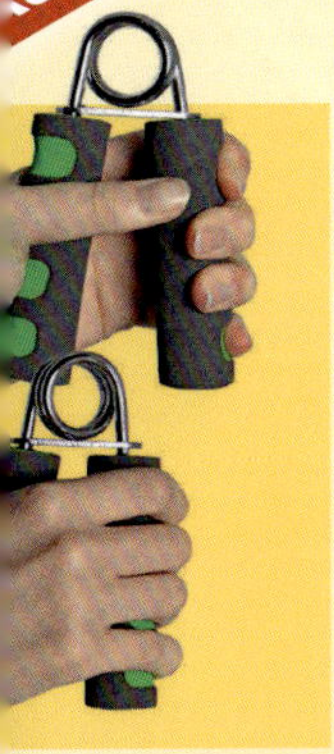

1. Sie bestellen **unverbindlich** ein **kostenloses Testheft** und erhalten dazu als Geschenk das Poster **„Aufwärmspiele“**!

2. Sie entscheiden sich für ein **Mini-Abonnement** mit zwei aktuellen Doppelheften zum **günstigen Testpreis von nur € 12,95** incl. Mehrwertsteuer und Versandkosten. Zusätzlich zu dem Poster **„Aufwärmspiele“** erhalten Sie **gratis** das Sonderheft **„Runde Sache“**!

Wenn Sie sich für ein Abonnement entscheiden und die SportPraxis regelmäßig zum Preis von € 59,90 (Studenten und Referendare € 42,95, bitte Bescheinigung beilegen,) für 12 Monate zzgl. Versandkosten beziehen möchten, brauchen Sie nichts weiter zu tun. Ansonsten erhalten wir von Ihnen bis spätestens 14 Tage nach Erhalt des **Testheftes** bzw. des zweiten Heftes des **Mini-Abonnements** eine entsprechende Nachricht (Post, Fax, E-Mail). Als Neuabonnent(in) steht Ihnen ein **Begrüßungsgeschenk** zu, und zwar das bewährte **„Handmuskel–Trainings–Set“**!

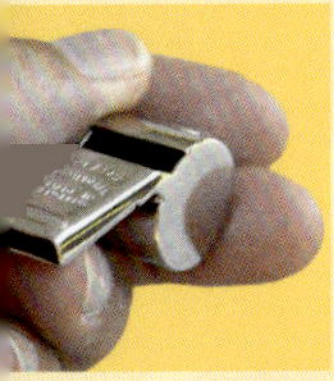

3. Schnellentschlossene profitieren zusätzlich! Als **„Sofort-Abonnent(in)“** bekommen Sie alle vorgenannten Geschenke gleich mit der ersten Lieferung und außerdem **als Zusatzgeschenk die „original Schiedsrichterpfeife“**, mit der Sie sich stilvoll überall Gehör verschaffen können!

Ob so oder so: Entscheiden Sie sich noch heute für die SportPraxis, denn damit haben Sie in jedem Fall **die erste Wahl** getroffen!

Diese Geschenke warten auf Sie!

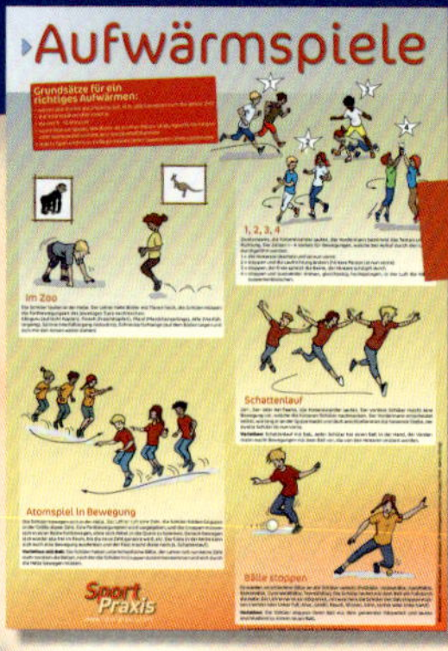

1. **Poster: „Aufwärmspiele“**

Unser „**Dankeschön**“ für Ihr Interesse

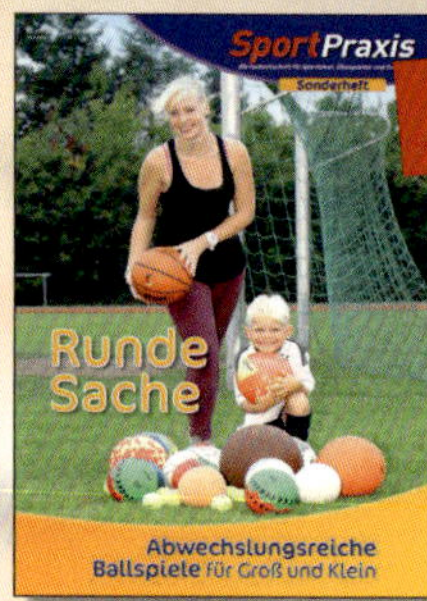

2. **Sonderheft: „Runde Sache“**

Zusätzlich für alle **Mini- und Sofort-abonnenten**

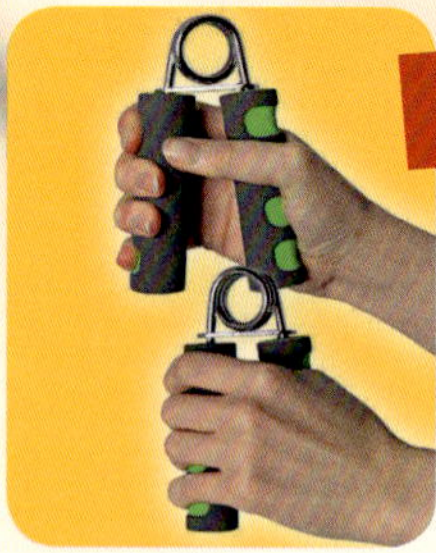

3. **„Handmuskel-Trainings-Set“**

Unser **Begrüßungsgeschenk** für **neue Abonnenten**!

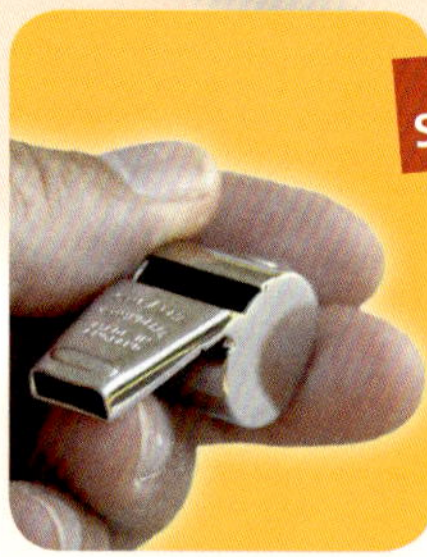

4. **„Original Schiedsrichterpfeife“**

Das **Zusatz-geschenk** für alle **Schnellent-schlossenen**!

LIMPERT **Verlag GmbH** · Industriepark 3 · 56291 Wiebelsheim
E-Mail: sportpraxis@limpert.de · www.sportpraxis.com

Absender:

Name

Straße

PLZ/Ort

☐ **Ja**, ich möchte die SportPraxis kennen lernen und bestelle zu den umseitigen Bedingungen
- ☐ ein kostenloses **Testheft**.
- ☐ ein zwei Doppelhefte umfassendes **Mini-Abonnement.**

☐ **Ich** habe mich bereits entschlossen und bestelle ab sofort bzw. ab Heft .... die SportPraxis im Abonnement zum Preis von € 59,90 (ermäßigt € 42,95) für 12 Monate zzgl. Versandkosten. **Als Geschenke erhalte ich bereits mit der ersten Lieferung: Das Poster „Aufwärmspiele“, das Sonderheft „Runde Sache“, das „Handmuskel-Trainings-Set“ und als Zusatzgeschenk die „original Schiedsrichterpfeife“!**

Datum: Unterschrift:

Garantie: Ich habe das Recht, diese Bestellung innerhalb von 14 Tagen (Poststempel) schriftlich beim Verlag zu widerrufen. Zeitschriften-Abonnements können jederzeit zum Ende der Abonnementslaufzeit, spätestens jedoch 2 Monate vorher (Datum des Poststempels), gekündigt werden. Die Kenntnisnahme bestätige ich mit meiner

zweiten Unterschrift:

Das Porto übernehmen wir für Sie

Deutsche Post
ANTWORT

Limpert Verlag GmbH
Redaktion SportPraxis
Industriepark 3
56291 Wiebelsheim
DEUTSCHLAND

Brustwirbelsäule – Mobilisierung – 17

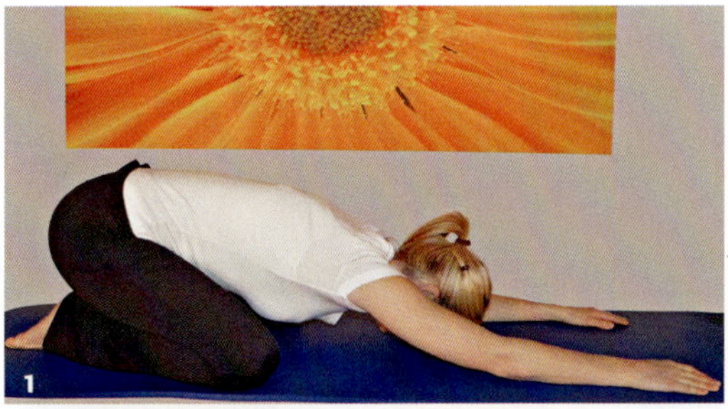

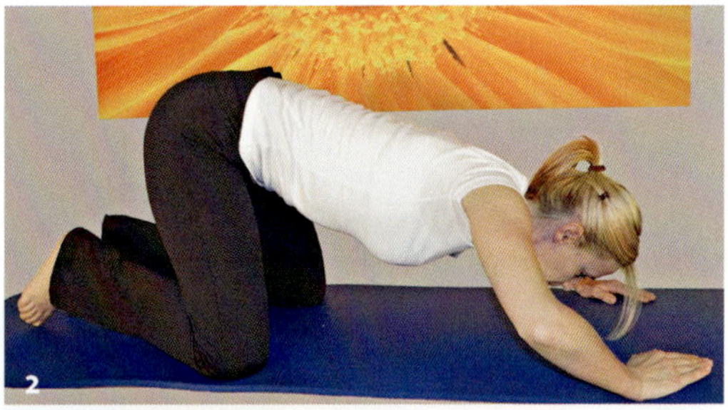

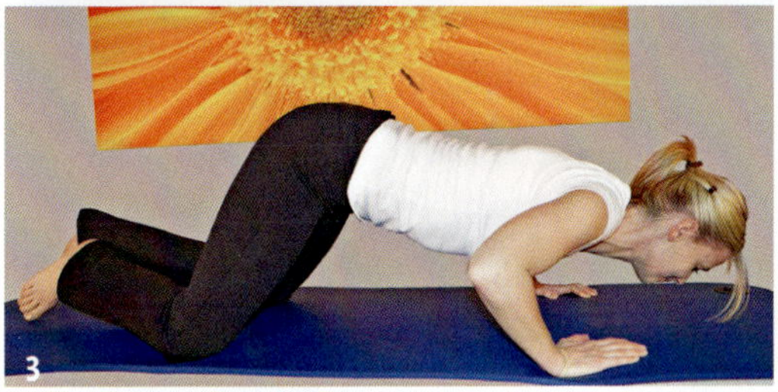

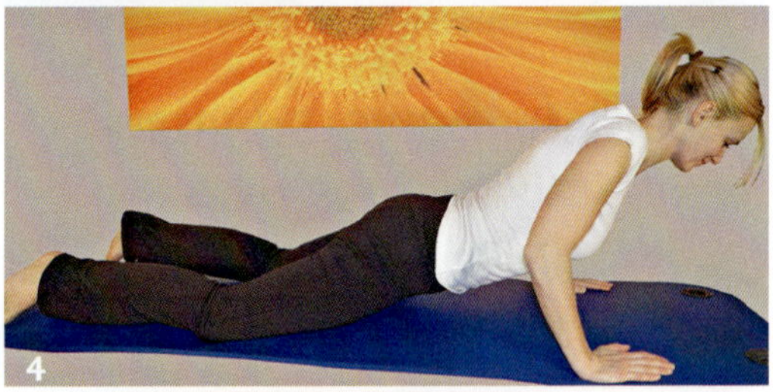

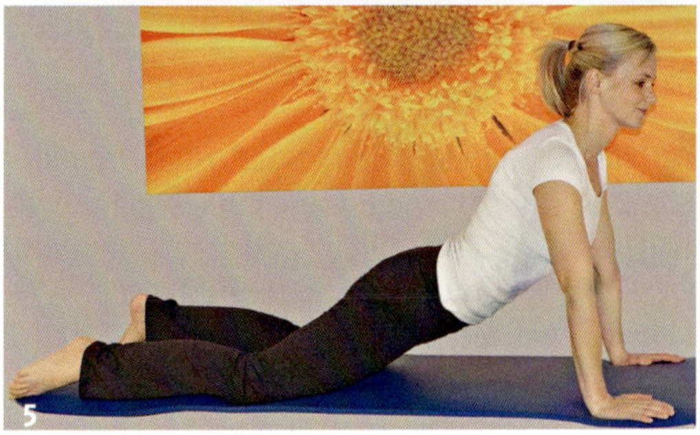

Flexion und Extension der gesamten Wirbelsäule

Ausgangsstellung: Fersensitz, Arme weit nach vorne strecken und ablegen

Durchführung: Mit dem Rumpf ganz nahe am Boden entlang nach vorne Richtung Arme bewegen. Vorne dynamisch nach oben gehen bis zur maximalen Streckung in der Wirbelsäule, danach wieder nach hinten zu den Fersen wandern („Wie eine Schlange fließend").

Beide Beine und die Handflächen verlieren während des gesamten Bewegungsablaufes nicht den Kontakt zur Unterlage.

Dauer/Wiederholung: 15 Wiederholungen, Pause, 3 Serien

Infobox

Diese fortgeschrittene Übung wirkt sehr gut auf die gesamte Wirbelsäule und mobilisiert alle Segmente speziell der Brust- und der Lendenwirbelsäule in ihrer Beweglichkeit der Beugung und Streckung. Sehr gut geeignet zur Durchführung in beschwerdefreien Phasen bei einer zu Versteifung neigenden Brustwirbelsäule.

Beteiligte Muskeln & Regionen:
Alle Schichten der Rückenmuskulatur (m. erector spinae), Wirbelgelenke, Bauchmuskeln, Armmuskulatur

Brustwirbelsäule – Mobilisierung – 18

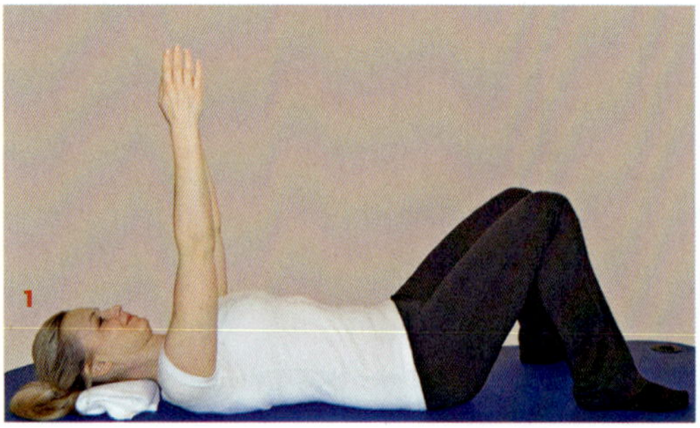

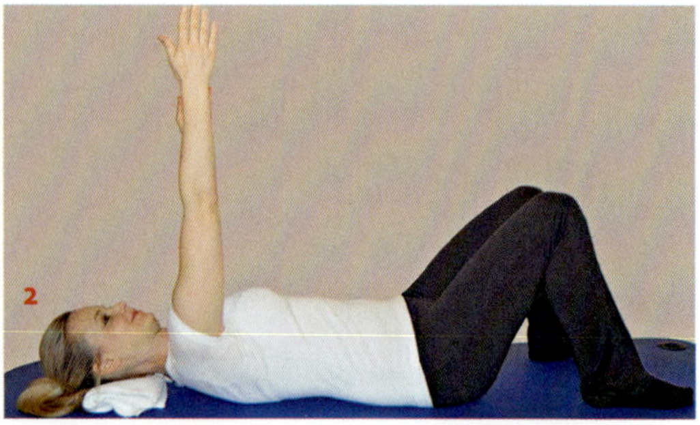

Mobilisierung BWS, Schultergelenke, Stabilisierung HWS

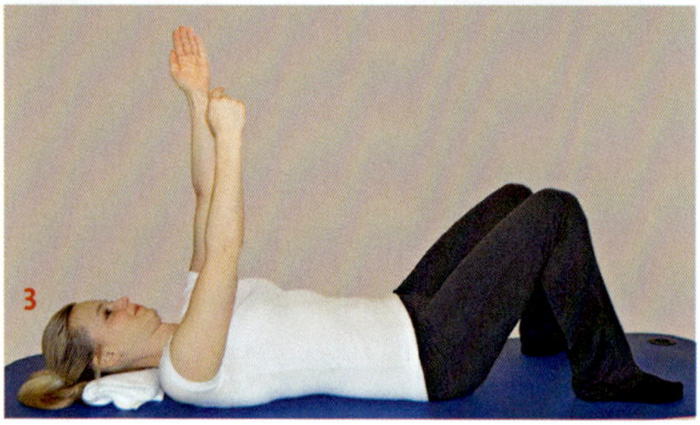

Ausgangsstellung: Rückenlage mit locker aufgestellten Beinen. Die gesamte Wirbelsäule liegt auf der Matte auf. Der Kopf ist auf einem Handtuch abgelegt. Beide Arme auf Schulterhöhe Richtung Decke strecken.

Durchführung: Mit dem Kopf eine Doppelkinnposition einnehmen und einen leichten Widerstand gegen das Handtuch aufbauen. Diesen Widerstand während der gesamten Übung aufrechterhalten. Die Arme abwechselnd Richtung Decke ziehen und die Schulterblätter dabei von der Matte abheben. Die Spannung in der HWS beibehalten! Die Lendenwirbelsäule soll nicht von der Matte abheben. Wenn nötig, ein wenig Bauchspannung aufbauen.

Dauer/Wiederholung: 20–30-mal pro Seite

Infobox

Bei Instabilitäten oder Bandscheiben bedingten Problemen kann diese Übung schon in akuten Schmerzphasen angewendet werden. Wichtig ist dabei nur, mit der Dosierung der Spannung in der HWS aufzupassen, damit die Symptome nicht stärker werden!

Beteiligte Muskeln & Regionen:
BWS, gesamte Nacken- und Halsmuskulatur, HWS und LWS müssen stabilisierend arbeiten; Schultermuskulatur, Arme

Brustwirbelsäule – Mobilisierung, Dehnung – 19

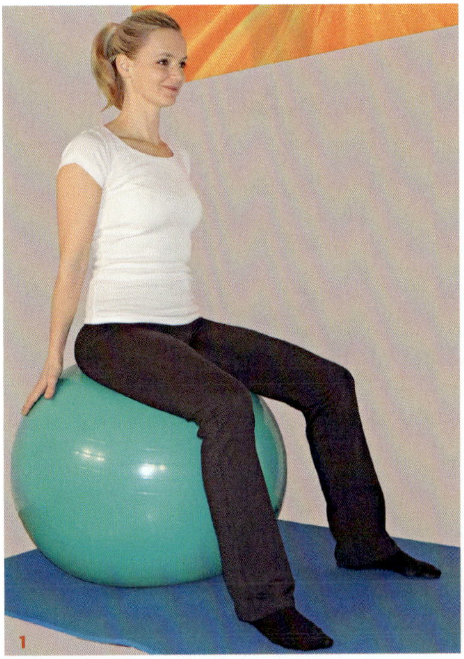
1

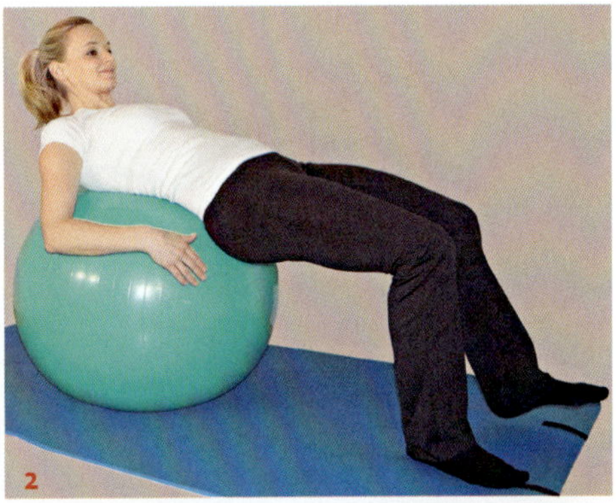
2

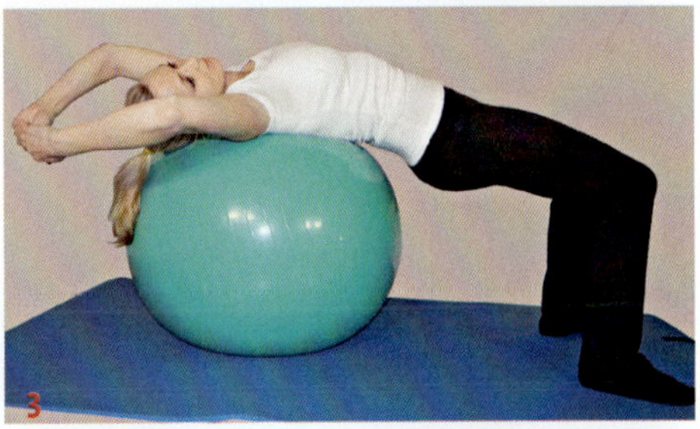
3

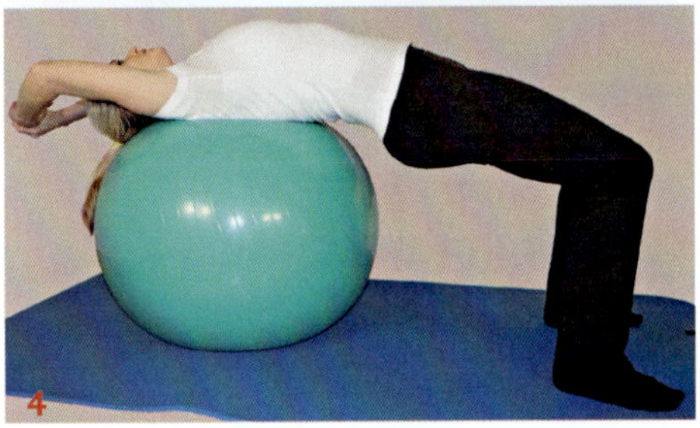
4

Mobilisierung mit Ball

Ausgangsstellung: Sitz auf dem Ball, Beine stehen am Boden, hüftbreit geöffnet; Hände am Ball abgestützt.

Durchführung: Mit dem Rücken auf den Ball rollen, bis man mit der BWS aufliegt. Auch den Kopf auf dem Ball ablegen, Arme hinter den Kopf strecken. In der Bauchmuskulatur sollte nun ein Dehnzug zu spüren sein.

Variation: Für verstärkten Zug auf die seitliche Bauchmuskulatur den Oberkörper vorsichtig zur Seite neigen.

Da der Ball sehr instabil ist, darauf achten, dass man nicht runter fällt! Eine Wand in Reichweite ist zu Beginn zu empfehlen.

Dauer/Wiederholung: 30 Sekunden halten, aufrichten; 10-mal wiederholen

Infobox

Das Rollen über einen Ball ist einerseits sehr schonend, der Ball lässt aber andererseits viel Bewegung zu und passt sich gut an den Körper an. Die BWS wird mobilisiert und die Bauchmuskulatur gedehnt. Bei einer zur Versteifung neigenden BWS und verstärkter Rundrückentendenz eignet sich diese Übung hervorragend auch als Eigenmobilisation begleitend zur manuellen Therapie.

Beteiligte Muskeln & Regionen:
BWS, gesamter Bauch: m. rectus abdominis, m. obliquus externus und internus

Brustwirbelsäule – Kräftigung – 20

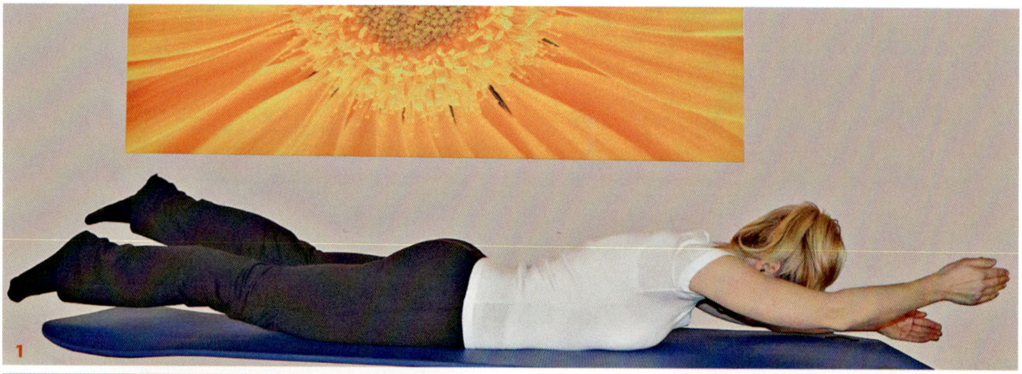

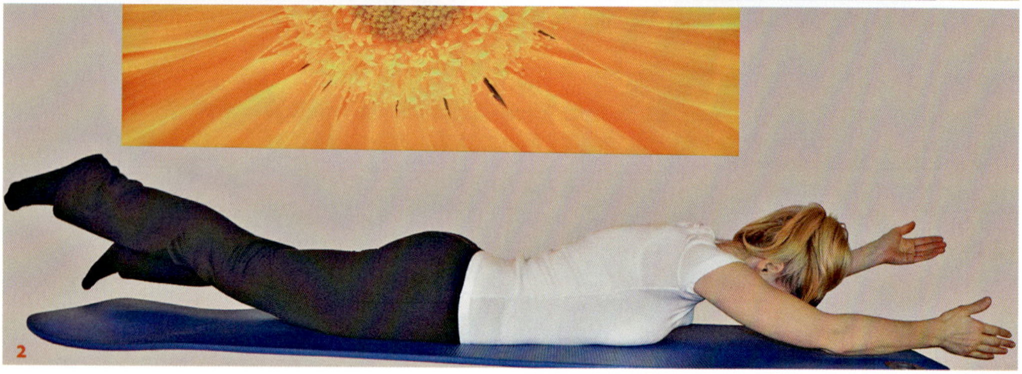

Gesamte Rückenmuskulatur

Ausgangsstellung: Bauchlage auf einer Matte, der Blick ist zu Boden gewandt.

Durchführung: Beide Arme und beide Beine gleichzeitig vom Boden abheben und ganz schnelle und kleine Hackbewegungen machen. Locker weiteratmen. Um in der Halswirbelsäule nicht auszuweichen, stellt man sich vor, dass im Nacken ein Wasserglas steht, das nicht runterfallen darf. Den Kopf in eine leichte Doppelkinnposition bringen. Bei starker Hohlkreuzneigung kann auch ein kleines Handtuch unter den Bauch gelegt werden.

Dauer/Wiederholung: eine halbe Minute bis Minute, Pause, 5–10 Serien

Infobox

Diese Kräftigungsübung trainiert die kleinen, tiefen, wirbelsäulennahen Muskeln. Die Muskelgruppen geben der Wirbelsäule Stabilität, neigen aber leider sehr zur Abschwächung, weil die großen außen liegenden Muskeln ihre Arbeit übernehmen. Bei Rückenbeschwerden und auch präventiv ist daher die Kräftigung dieser kleinen, tiefen, wirbelsäulennahen Muskeln besonders wichtig.

Beteiligte Muskeln & Regionen:
Gesamte Rückenmuskulatur, speziell die kleineren tiefen lokalen Schichten, Gesäß und Beine

Brustwirbelsäule – Kräftigung – 21

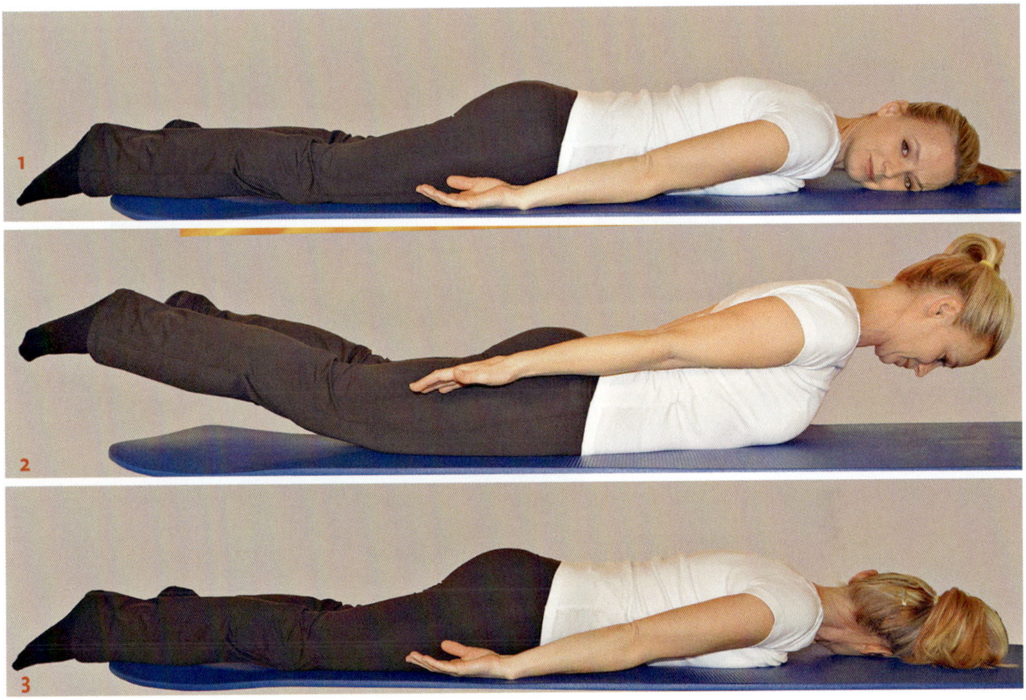

Gesamte Rückenmuskulatur

Ausgangsstellung: Bauchlage, Kopf zu einer Seite gedreht, Arme liegen seitlich neben dem Körper, Handflächen schauen nach oben. Beine hüftbreit geöffnet.

Durchführung: Den Oberkörper langsam etwas vom Boden abheben, dabei den Kopf Richtung Boden drehen. Die Handflächen Richtung Matte nach unten drehen und dabei die Schulterblätter ganz weit nach hinten und unten Richtung Gesäß ziehen. Gleichzeitig werden beide Beine vom Boden abgehoben und das Gesäß angespannt.

Danach den Kopf zur anderen Seite drehen, die Handflächen wieder nach unten drehen und den Oberkörper ablegen. Von vorne beginnen.

Dauer/Wiederholung: 15–20-mal im Wechsel, Pause, 3 Serien

Infobox

Diese Kräftigungsübung für die Rückseite des Körpers ist sehr dynamisch und fördert die Aufrichtung des Körpers, da Richtung Körperrückseite und Streckung trainiert wird. Bei Hohlkreuztendenz darf nicht zu weit nach oben gegangen werden bzw. legt man in diesem Fall ein kleines Handtuch unter den Bauch.

Beteiligte Muskeln & Regionen:
Gesamte Rückenmuskulatur, Gesäß, Arme und Beine

Brustwirbelsäule – Kräftigung – 22

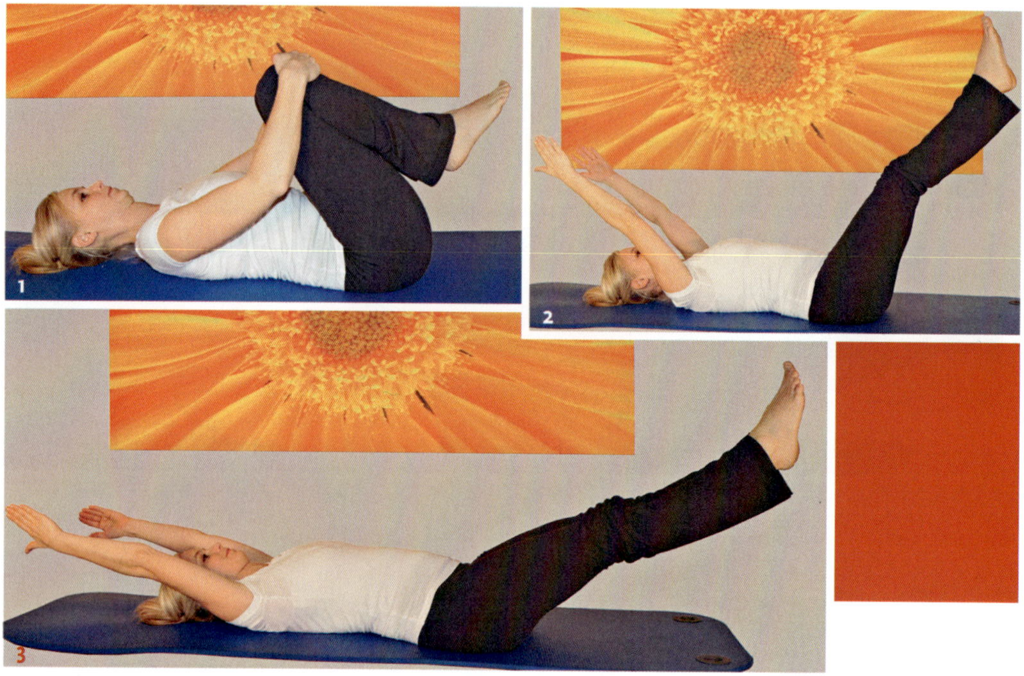

Kräftigung der Bauchmuskulatur

Ausgangsstellung: Rückenlage auf einer Matte, beide Beine sind zur Brust angezogen und werden mit den Händen gehalten. Der Kopf ist in Doppelkinnposition entspannt abgelegt.

Durchführung: Beide Beine und beide Arme gleichzeitig absenken, bis eine starke Spannung in der Bauchmuskulatur zu spüren ist. Die Extremitäten allerdings nur soweit absenken, dass die gesamte Wirbelsäule auf der Matte liegen bleibt! Mit dem Bauch fest dagegen in die Matte spannen. Danach Beine und Arme wieder nach vorne in die Ausgangsstellung zusammenbringen.

Dauer/Wiederholung: 15–20-mal, Pause, 3 Serien

Infobox

Diese Übung eignet sich hervorragend, um in der gesamten Bauchregion Stabilität, Kraft und Spannung aufzubauen. Je weiter man dabei die Beine absenken kann (ohne ins Hohlkreuz abzuheben!), desto fortgeschrittener wird die Übung und desto mehr Krafttraining findet statt. Da die Bauchmuskulatur eine enorm wichtige Rolle für die LWS und die Eingeweide spielt, empfiehlt sich ein regelmäßiges Training sehr.

Beteiligte Muskeln & Regionen:
Seitliche und schräge Bauchmuskeln: m. obliquus externus et internus abdominis, gerader Bauchmuskel: m. restus abdominis, m. iliopsoas, Beine und Arme

Brustwirbelsäule – Kräftigung – 23

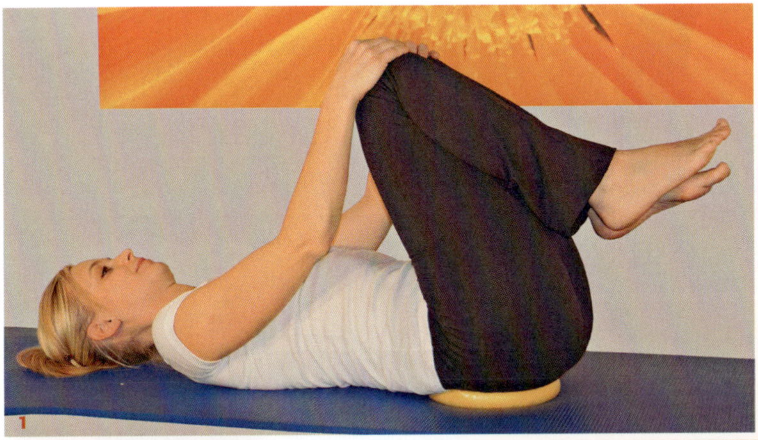

1

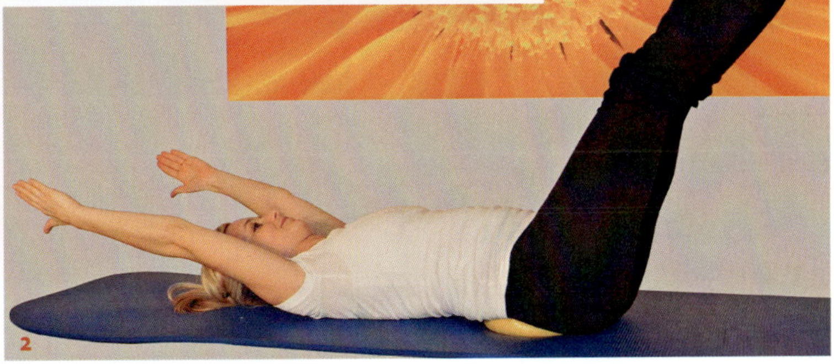

2

Kräftigung der tiefen Bauchmuskeln

Ausgangsstellung: Rückenlage auf einer Matte. Unter der LWS liegt ein kleiner, schwach aufgeblasener Ball. Die Arme umfassen die Knie auf Brusthöhe, der Kopf liegt entspannt abgelegt in leichter Doppelkinnposition.

Durchführung: Ruhig liegen ohne zu wackeln, wenn möglich, beide Ellbogen vom Boden abheben. Langsam beide Beine und Arme soweit wie möglich ausstrecken und absenken, ohne dass man vom Ball fällt. Danach wieder in die Ausgangsstellung zurückgehen.

Dauer/Wiederholung: 15 Wiederholungen, Pause, 3 Serien

Infobox

Diese Übung ist nicht nur als Steigerung von Übung 22 anzusehen, durch die Instabilität des kleinen Balles werden hier die kleinen lokalen, wirbelsäulennahen Muskeln viel stärker angesprochen. Diese werden häufig vernachlässigt und neigen leider sehr zur Abschwächung. Dadurch entstehen oft Pathologien in der Wirbelsäule. Das gezielte Training der lokalen Muskulatur sollte deshalb in keinem Training fehlen.

Beteiligte Muskeln & Regionen:

Alle Schichten der tiefen, lokalen Muskulatur, aber auch die äußeren Schichten, Arme und Beine

Brustwirbelsäule – Kräftigung – 24

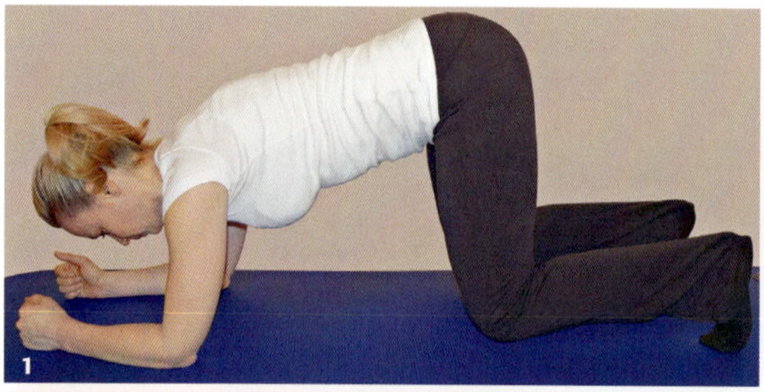

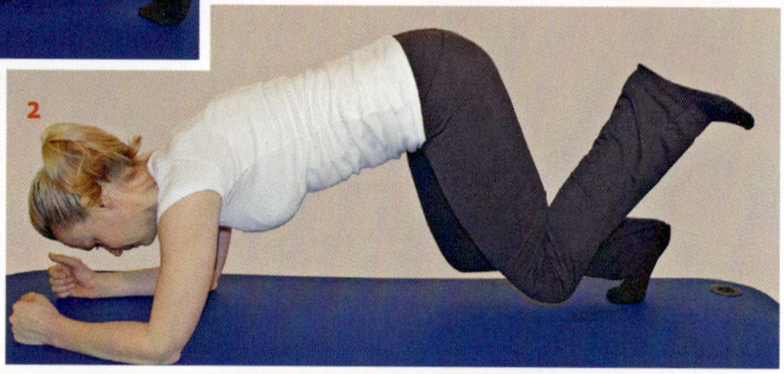

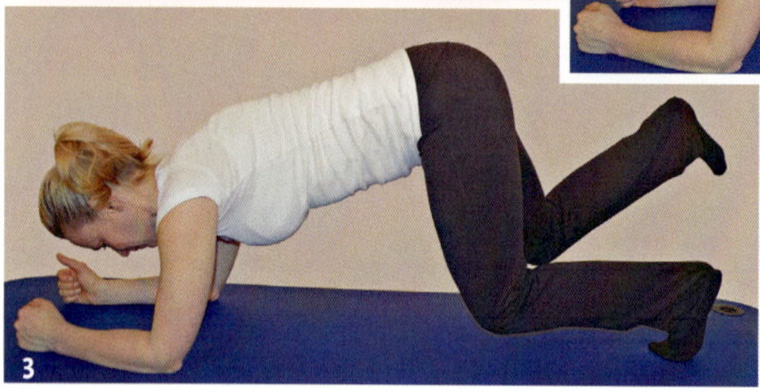

Kräftigung BWS, gesamter Rücken und Rumpfbereich

Ausgangsstellung: Vierfüßlerstand, Beine sind hüftbreit geöffnet, Knie sind vom Boden 10 cm abgehoben. Mit den Ellbogen schulterbreit aufstützen. Die Wirbelsäule so gerade wie möglich halten. Blick nach unten.

Durchführung: Mit den abgehobenen Knien eine isometrische Spannung aufbauen (ohne Bewegung). Danach jeweils ein Bein ganz vom Boden lösen, ein Stück abheben und etwa für 3 Sekunden halten, ohne dass eine Bewegung im Rest des Körpers stattfindet. Danach den Fuß wieder abstellen und auf die andere Seite wechseln.

Dauer/Wiederholung: 15–20-mal pro Seite, Pause, 3 Serien

Infobox

Da Beschwerden im Rücken meist mit einer mangelhaften Kontrolle der Rumpfmuskulatur, im speziellen der kleinen wirbelsäulennahen Muskeln einhergehen, ist dies eine hervorragende Möglichkeit Stabilität aufzubauen, da sehr viele Muskeln im Körper arbeiten müssen. Präventiv als Training zur Vorbeugung von Beschwerden, bei Hohlkreuztendenz und im späteren Verlauf der Rehabilitation sehr zu empfehlen!

Beteiligte Muskeln & Regionen:
BWS, Rücken-, Bauchmuskeln, Arme und Beine fungieren wie Brückenpfeiler

Brustwirbelsäule – Kräftigung – 25

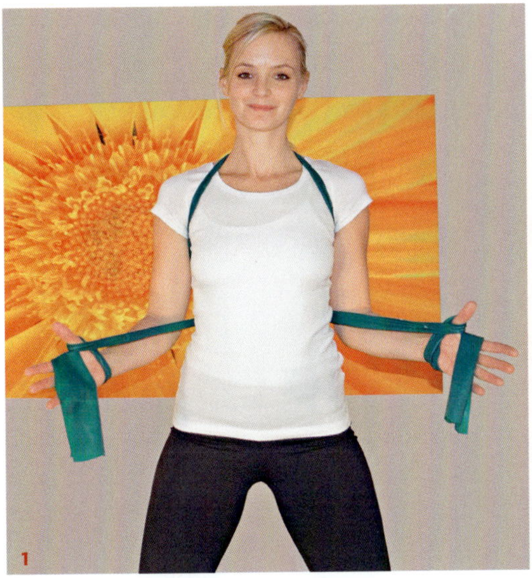

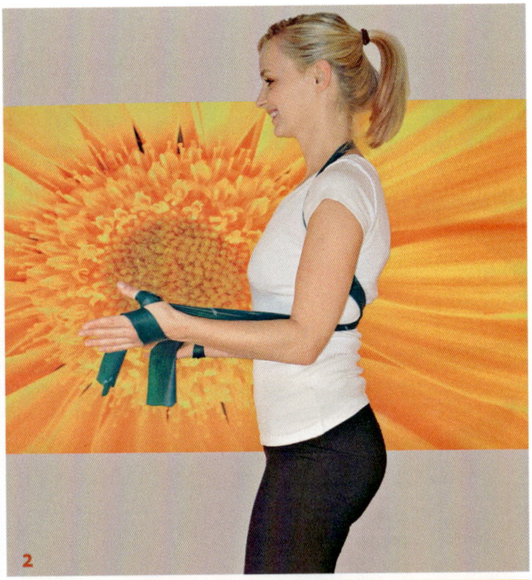

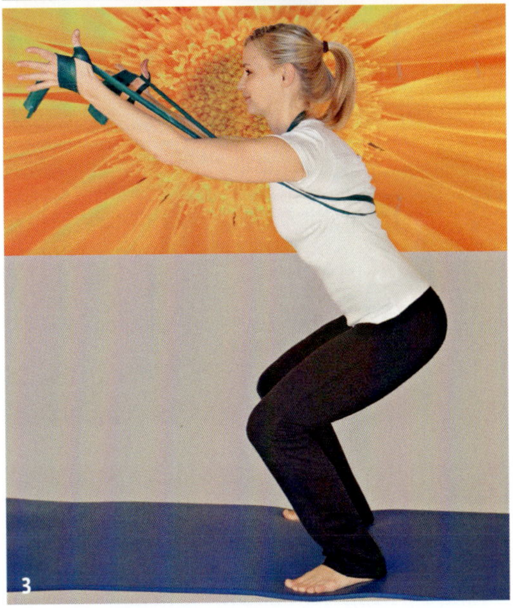

Rückenmuskulatur und Arme

Ausgangsstellung: Hüftbreiter Stand, das elastische Band ist wie ein Rucksack um den Nacken gewickelt (hinten verkreuzt, nach vorn zu den Händen), aufrechte Körperhaltung

Durchführung: Das Band wird nach vorne und oben auf Zug gebracht, bis die Arme ganz gestreckt sind. Dabei in eine tiefe Kniebeuge gehen. Das Gesäß weit nach hinten, die Knie schauen nicht über die Zehenspitzen. Der Kopf ist gerade in der Verlängerung des Rumpfes. Den Rücken, speziell die Brustwirbelsäule, so gerade wie möglich strecken. Dann wieder in die Ausgangsposition zurückgehen.

Dauer/Wiederholung: 15 Wiederholungen, Pause, 3 Serien

Infobox

Diese Übung ist sehr ganzheitlich, da sie viele Körperregionen gleichzeitig trainiert und daher gut geeignet ist für Personen, die wenig Zeit fürs Training haben und so viel wie möglich auf einmal machen wollen. In akuten Symptomphasen kann diese fortgeschrittene Übung gut vom Therapeuten angepasst werden, am Anfang reichen oft Teile daraus.

Beteiligte Muskeln & Regionen:
Rumpf, speziell Brustwirbelsäule, Arme, Beinmuskulatur

Brustwirbelsäule – Verweise

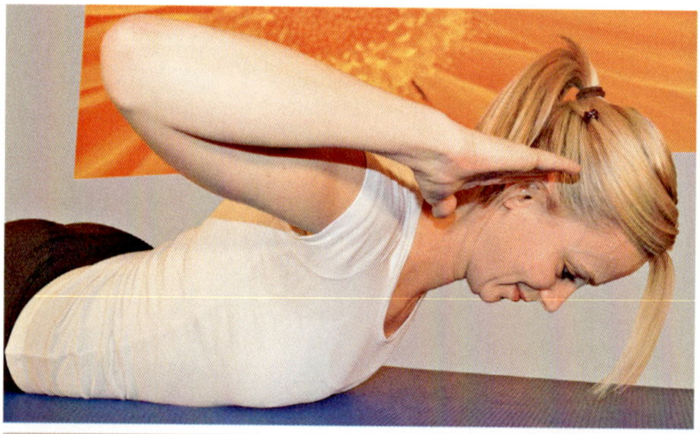

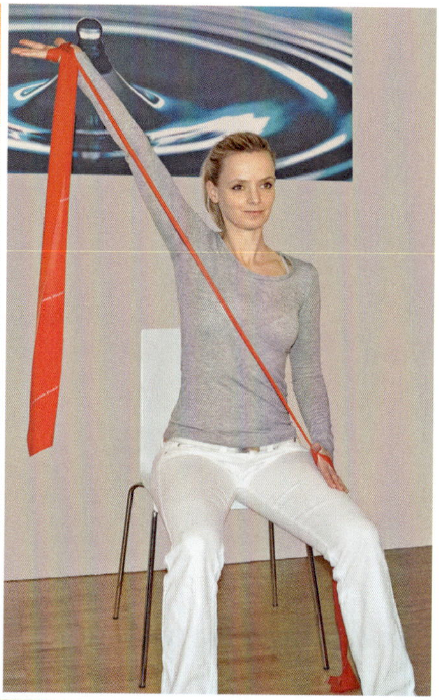

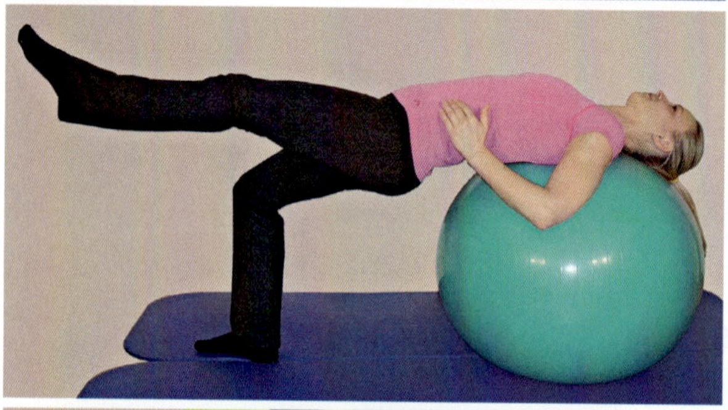

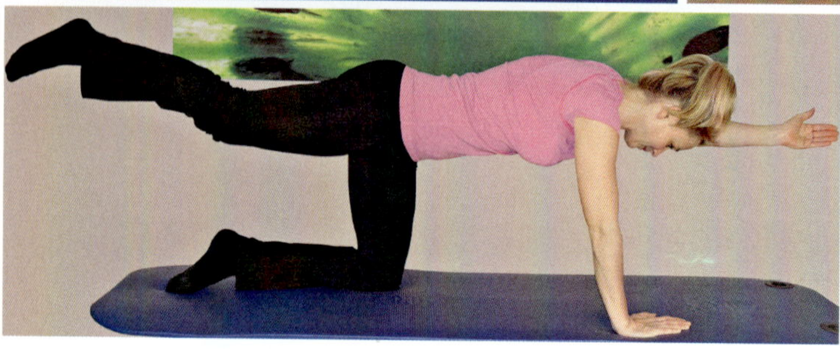

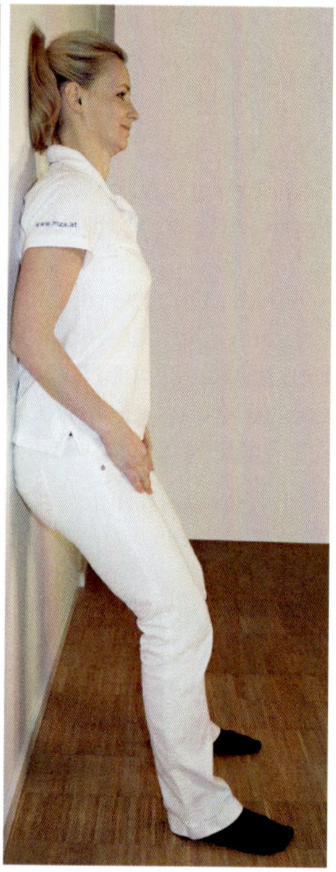

Die folgenden Übungen aus anderen Kapiteln sind auch besonders gut für die BWS geeignet.

Übung 4 (HWS): Kopf drehen

Übung 7 (HWS): Kopf und Arme heben

Übung 8 (HWS): Wirbelsäule anmodellieren

Übung 26 (LWS): Dehnung seitlicher Rumpf

Übung 38 (LWS): Dehnung Hüftbeuger

Übung 46 (LWS): Ball in Rückenlage

Übung 73 (Arme): Elastisches Band seitlich auseinander ziehen.

Übung 74 (Arme): Elastisches Band schräg nach oben ziehen.

Lendenwirbelsäule

Einleitung

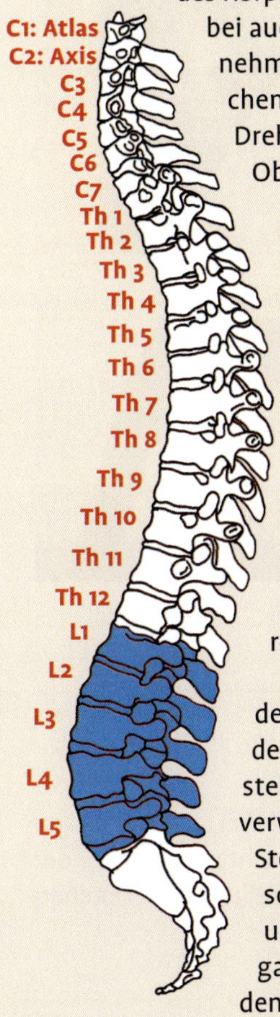

Die Lendenwirbelsäule (LWS) wird aus fünf kräftigen Wirbeln gebildet, die einen Großteil des Körpergewichts tragen und dabei auch große Druckkräfte aufnehmen müssen. Sie ermöglichen die Beugung, Streckung, Drehung und Seitneigung des Oberkörpers.

Wichtige Zonen der LWS bilden die Übergangszonen – der thoracolumbale Übergang zur BWS sowie der lumbosacrale Übergang zum Kreuzbein. Im gesamten Verlauf ist die LWS besonders belastet, etwa 80 % aller Beschwerden im Bewegungsapparat sind in ihrem Bereich angesiedelt.

Das Kreuzbein verbindet die Wirbelsäule mit dem starren Becken. Es besteht aus fünf miteinander verwachsenen Wirbeln. Das Steißbein bildet den Abschluss der Wirbelsäule und ist Ansatzpunkt für die ganz tiefe kleine Beckenboden- und Rückenmuskulatur.

Die Nervenwurzeln, die in der Lendenwirbelsäule entspringen, versorgen die Beine und die Füße. Daher können hier die typischen neurologischen Symptome wie Kribbeln, Einschlafen oder taubes Gefühl der unteren Extremität auftreten (vgl. die äquivalenten Symptome der oberen Extremität im Bereich der HWS). Auch Bandscheibenprobleme können im Bereich der LWS eine große Rolle spielen.

Mit einer gut trainierten Bauch- und Rückenmuskulatur sowie einem guten Dehnungs- und Mobilitätszustand kann man besonders durch einen aufrechten Gang und durch eine korrekte Haltung selbst viel zur Prävention bzw. Linderung von Beschwerden beitragen.

Im folgenden Kapitel sollen daher für alle gängigen Beschwerdebilder Übungen zur Kräftigung, Mobilisierung und Dehnung vorgestellt werden.

Beispiele für Aktivitäten, welche Beschwerden in der LWS auslösen können:

- schweres Heben und Tragen, Bücken, Husten
- langes Sitzen (Büro, PC, Auto), langes Gehen oder Stehen
- Positionswechsel vom Sitzen zum Stehen, morgendliches Aufstehen
- gehaltene Positionen (z. B. in gebückter Position arbeiten), gebeugte Haltungen im Sport
- Drehen im Bett

Häufige Probleme in der LWS:

- ausstrahlende Symptome bis ins Gesäß oder bis zu den Füßen durch Nervenwurzelreizung, Einklemmung oder Bandscheibenprobleme, neurologische Symptome
- degenerative Verschleißerscheinungen an den Wirbelkörpern oder Bandscheiben
- Stenosen, Spondylosen, Arthrosen
- Hexenschuss
- Fehlhaltungen, zu flache LWS oder Hohlkreuz, schwache tiefe gelenksnahe Muskulatur und schwache Bauchmuskulatur
- Überbelastungen durch Übergewicht, aber auch Unterbelastung!

Lendenwirbelsäule – Dehnung, Mobilisierung – 26

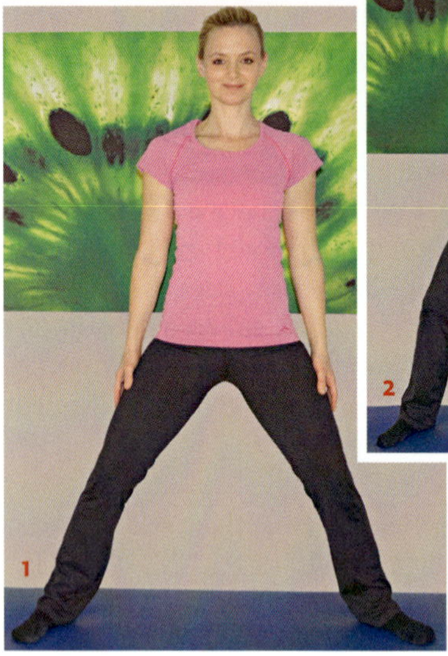

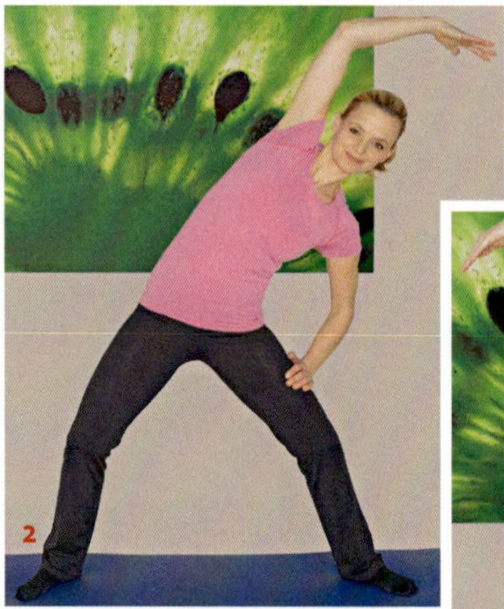

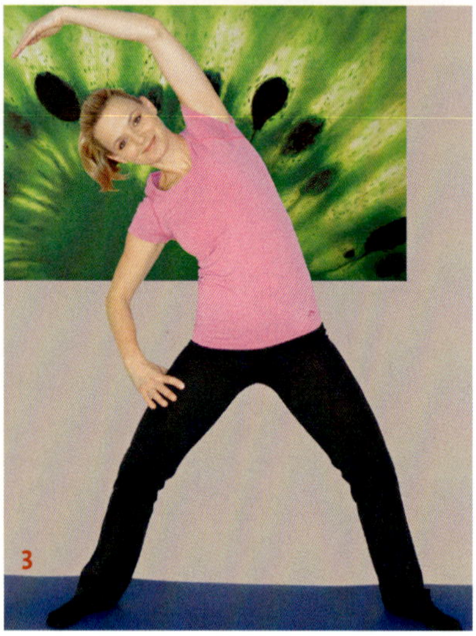

Dehnung seitlicher Rumpf im Stehen

Ausgangsstellung: Sehr breiter Stand, leicht in die Knie gehen, kein Hohlkreuz, leichte Doppelkinnposition

Durchführung: Den Rumpf zur Seite neigen und dabei eine Hand am Oberschenkel abstützen. Den anderen Arm über den Kopf ebenfalls zur Seite führen. Nur zur Seite dehnen, nicht nach vorne oder hinten beugen! Die Position für drei Sekunden halten, dann in die Ausgangsstellung zurückgehen und zur anderen Seite neigen.

Dauer/Wiederholung: 20–30-mal im Wechsel

Infobox

Bei Beschwerden in der Lendenwirbelsäule ist dies eine sehr gute Dehnung, da die schräge Bauchmuskulatur dort ihren Ursprung hat. Auch bei Steifigkeiten in der Wirbelsäule und Einschränkungen in der Seitneigung wird diese Übung als Eigenmobilisierung empfohlen. Eine fortgeschrittene Variante mit Betonung auf die Brustwirbelsäule stellt Übung 12 dar.

Beteiligte Muskeln & Regionen:
Bauchmuskeln: m. obliquus externus und internus abdominis, m. transversus abdominis, m. quadratus lumborum

Lendenwirbelsäule – Mobilisierung, Dehnung – 27

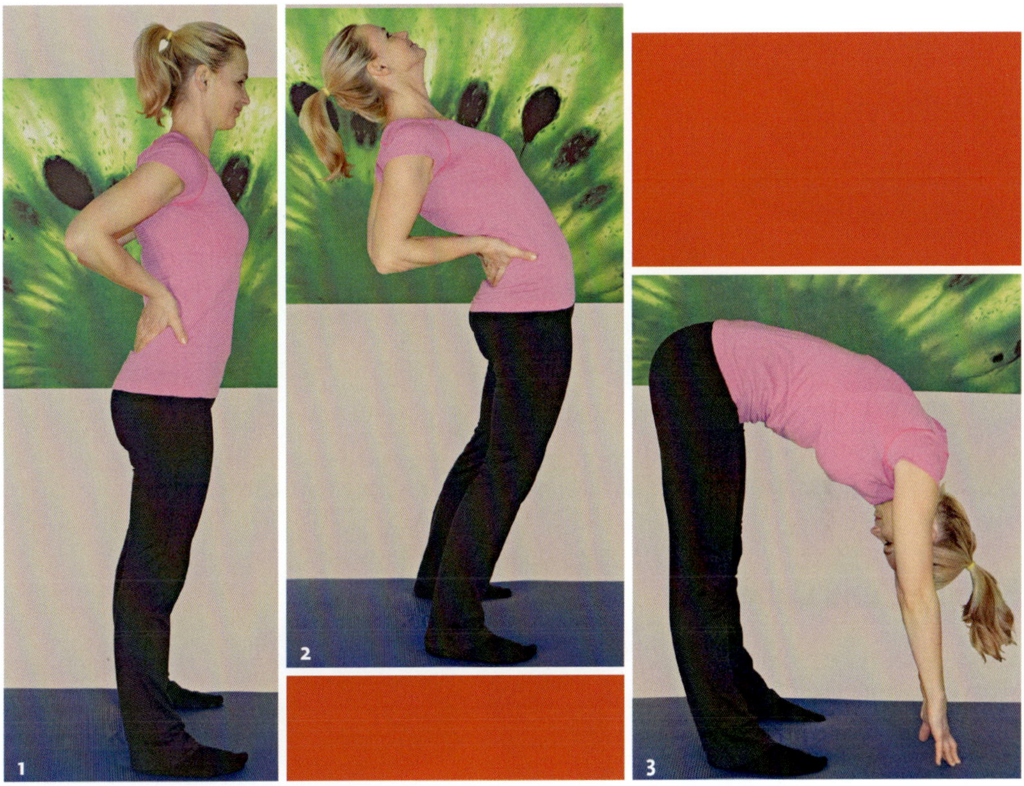

Beugung und Streckung

Ausgangsstellung: Schulterbreiter Stand

Durchführung: Beide Arme in die Lende stützen und nach hinten beugen. Eine Dehnung in der Bauchmuskulatur sollte zu spüren sein.

Danach mit gestreckten Knien so weit wie möglich nach vorne Richtung Zehenspitzen beugen. Nun ist die Dehnung im Rücken und auf der Beinrückseite spürbar.

Dauer/Wiederholung: 20 Sekunden halten, Pause, 3 Serien

Infobox

Bei der Beugung nach vorne wird der verbleibende Finger-Boden-Abstand als Gradmesser für die Beweglichkeit der Flexion der Wirbelsäule herbeigezogen. Speziell bei der Rückneigung sollte man auf eventuelle Beschwerden Rücksicht nehmen und diese gegebenenfalls sehr vorsichtig ausführen bzw. vor der Ausführung mit dem Therapeuten besprechen. Die Übung ist zur Einschätzung von rundem Rücken, flachem Rücken, Hohlkreuz, Steifigkeiten oder Überbeweglichkeit gut geeignet.

Beteiligte Muskeln & Regionen:
Rückenmuskeln, hintere Oberschenkel, Waden, Bauchmuskeln, Wirbelgelenke

Lendenwirbelsäule – Mobilisierung, Dehnung – 28

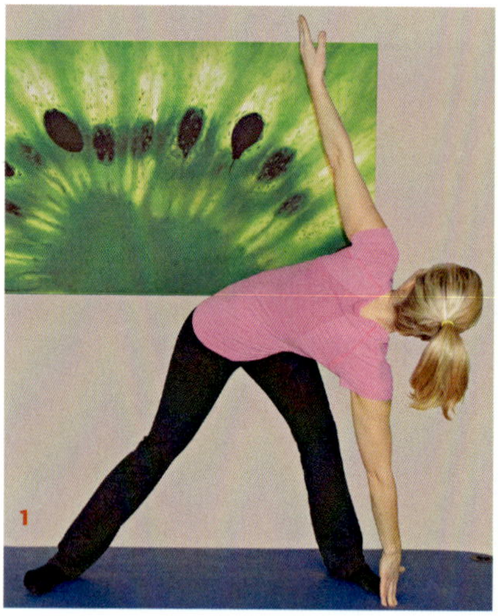

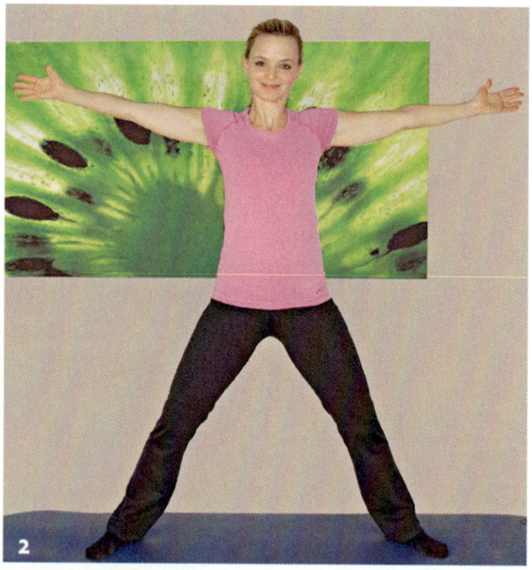

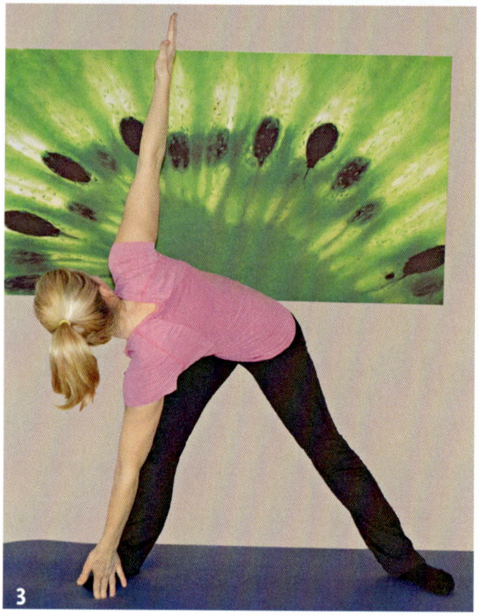

Beugung und Dehnung

Ausgangsstellung: Breiter Stand, beide Arme auf Schulterhöhe seitlich ausgestreckt.

Durchführung: Den Oberkörper mit gestreckten Armen zur Seite und diagonal nach unten bis zu den Zehen drehen, Arme dabei immer gestreckt halten. Den Kopf zum nach oben gestreckten Arm drehen. Danach wieder zurück in die Ausgangsstellung kommen und zur anderen Seite drehen.

Dauer/Wiederholung: 15-mal im Wechsel, Pause, 3 Serien

Infobox

Ganzheitliche Übung, da nicht nur die gesamte Wirbelsäule in Drehung und Beugung mobilisiert wird, bei korrekter Durchführung kommt es auch zu einer Dehnung der Beinrückseite. Durch das Gestreckthalten beider Arme und das Verdrehen des Oberkörpers wird zudem das Nervensystem mobilisiert. Die Übung ist auch meist im akuten Stadium geeignet, die typischen neurologischen Symptome wie Einschlafen, Kribbeln, taubes Gefühl usw. sollten aber nicht auftreten.

Beteiligte Muskeln & Regionen:
Gesamter Körper

Lendenwirbelsäule – Mobilisierung – 29

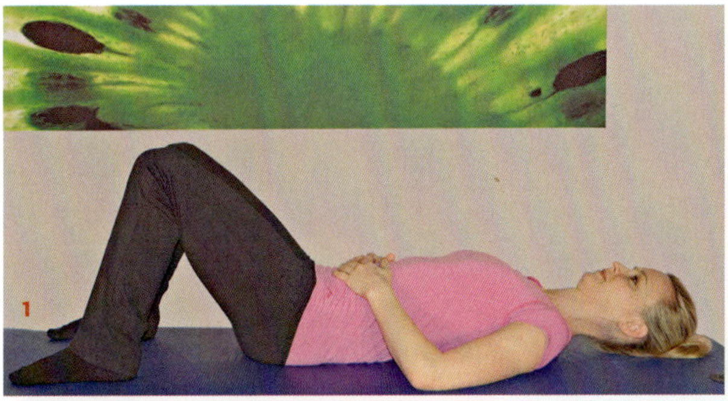

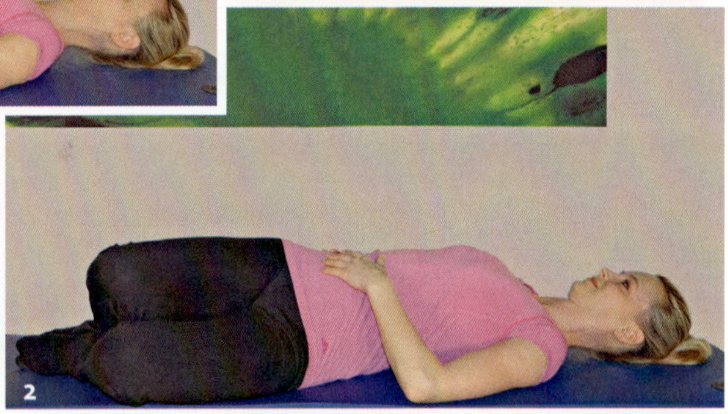

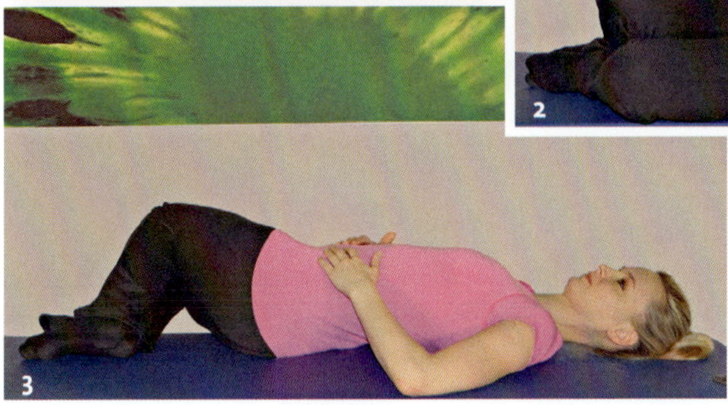

Pendeln in Rückenlage

Ausgangsstellung: Rückenlage auf einer Matte, Beine aufgestellt, Kopf in Doppelkinnposition

Durchführung: Beide Beine sind geschlossen und pendeln locker von der rechten auf die linke Seite und zurück. Die Knie müssen dabei nicht unbedingt den Boden berühren. Die Arme liegen locker und entspannt seitlich neben dem Körper oder auf dem Bauch, der Kopf bewegt sich nicht.

Dauer/Wiederholung: 2–3 Minuten durchführen.

Infobox

Diese Übung eignet sich besonders als „aktive Pause“ zwischen anstrengenden Übungen in Rückenlage.
Die betroffenen Strukturen werden wenig belastet, aber durch die Durchblutung gut mobilisiert. Daher kann die Übung bereits während akuter Schmerzphasen der Lendenwirbelsäule oder der Hüften eingesetzt werden.

Beteiligte Muskeln & Regionen:
LWS, Wirbelgelenke, Rücken-, Bauchmuskeln, Beine, Hüftgelenke

Lendenwirbelsäule – Mobilisierung – 30

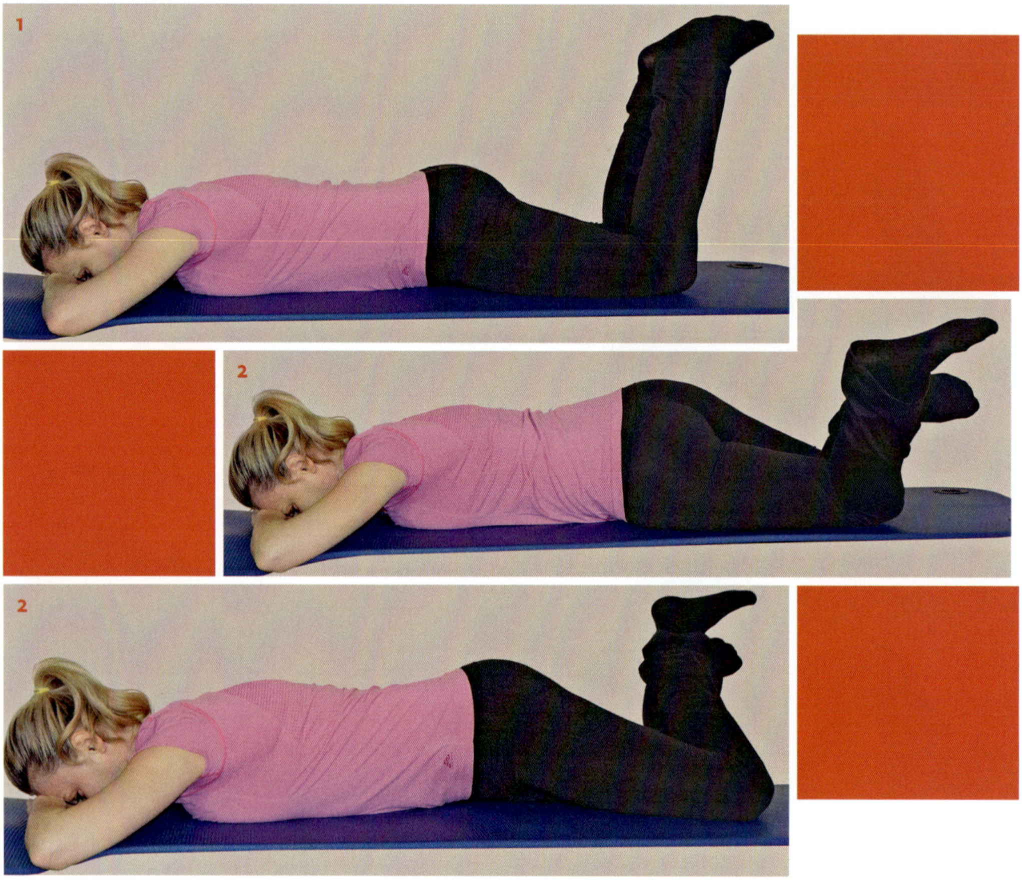

Pendeln in Bauchlage

Ausgangsstellung: Bauchlage auf einer Matte, Beine 90° abgewinkelt. Die Stirn auf den Händen ablegen.

Durchführung: Beide Beine sind geschlossen und pendeln locker von der rechten auf die linke Seite und zurück. Die Position des Oberkörpers bleibt unverändert.

Dauer/Wiederholung: 2–3 Minuten durchführen.

> **Infobox**
> Diese Übung eignet sich besonders als „aktive Pause" zwischen anstrengenden Übungen in Bauchlage. Die betroffenen Strukturen werden wenig belastet, aber durch die Durchblutung gut mobilisiert.
> Eine der ersten Übungen, die noch während längerer Bettlägerigkeit, zum Beispiel nach einer Operation, eingesetzt werden kann.

Beteiligte Muskeln & Regionen:
LWS, Wirbelgelenke, Rücken-, Bauchmuskeln, Beine, Hüftgelenke

Lendenwirbelsäule – Kräftigung – 31

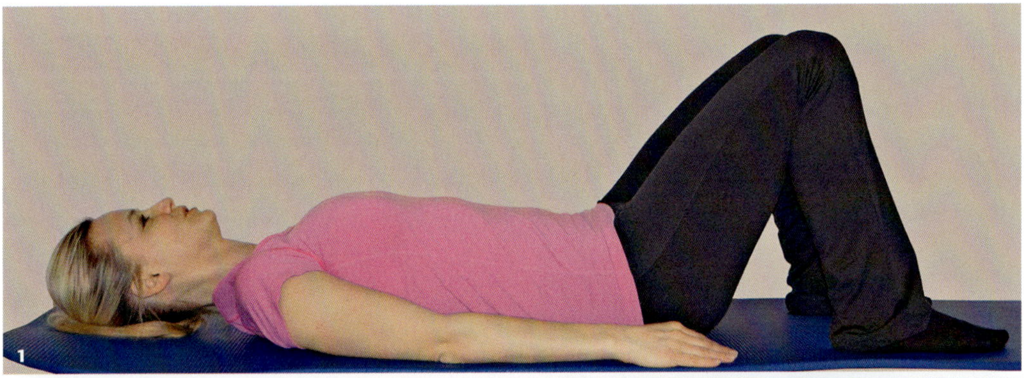

1

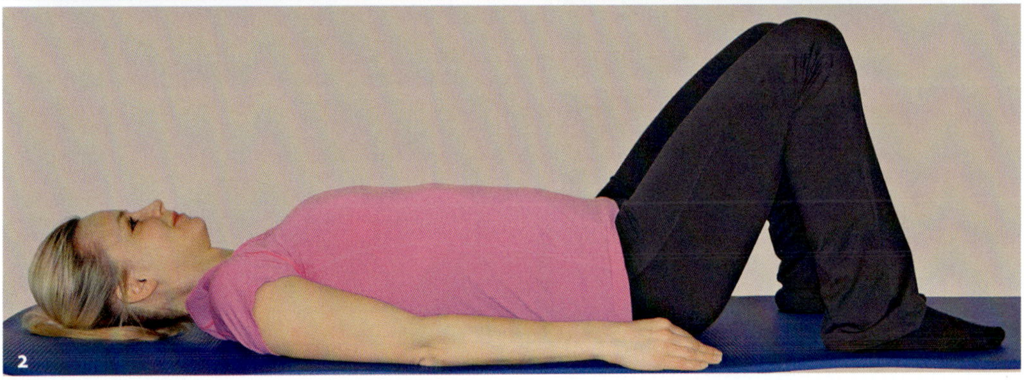

2

Kräftigung tiefe Bauchmuskulatur

Ausgangsstellung: Rückenlage auf einer Matte. Beide Beine sind aufgestellt. Der Kopf liegt in Doppelkinnposition entspannt auf der Matte.

Durchführung: Das Becken locker kippen, den Bauchnabel Richtung Unterlage einziehen und ausatmen. Die Spannung für zirka drei Sekunden halten. Optimalerweise spannt man dabei auch den Beckenboden an, da dieser seinen Ursprung in der tiefen LWS hat. Danach wieder einatmen und das Becken von der Unterlage wegkippen. Der Rest der Wirbelsäule bleibt dabei immer auf der Matte liegen.

Dauer/Wiederholung: 20–30 Wiederholungen

Infobox

In akuten Schmerzphasen in der LWS reicht oft schon das Kippen des Beckens allein. Die Spannung kann dann langsam dazu aufgebaut werden. Durch diese schonende Kräftigung kann schon früh mit dem wichtigen lokalen Muskelaufbautraining in der tiefen Lendenwirbelsäulenmuskulatur begonnen werden. Die Kombination mit der Atmung hilft, an die tiefen Muskelschichten heranzukommen.

Beteiligte Muskeln & Regionen:
Alle Schichten der Bauchmuskulatur, Beckenboden, Zwerchfell

Lendenwirbelsäule – Kräftigung – 32

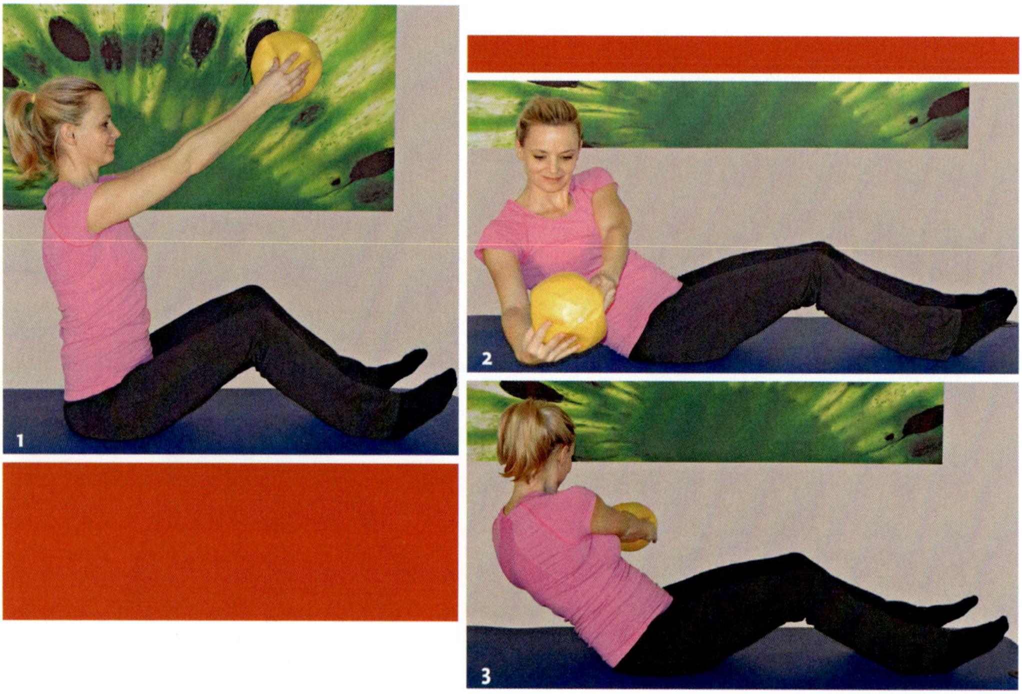

Bauch- und Rumpfmuskulatur

Ausgangsstellung: Sitz auf einer weichen Matte, Beine hüftbreit geöffnet und zirka 40 Grad gebeugt. Einen kleinen Ball in beide Hände nehmen.

Durchführung: Die Arme in Kopfhöhe strecken und gestreckt halten. Das Becken nach hinten kippen und dabei mit den gestreckten Armen seitlich am Rumpf vorbei drehen. Anschließend wieder zurück zur Ausgangsstellung, um danach auf die andere Seite zu wechseln. Die Beine sollten sich nicht bewegen.

Dauer/Wiederholung: 15–20 Wiederholungen, Pause, 3 Serien

Infobox

Diese Übung ist schon fortgeschritten und sollte nicht in akuten Schmerzphasen angewendet werden. Wenn man zu stark ausweicht, muss sie von einem Arzt oder Therapeuten kontrolliert und angepasst werden. Jedoch sollte sie nach Besserung der Beschwerden oder präventiv nicht fehlen, da die Drehbewegungen im Alltag häufig benötigt werden und daher für den Körper wichtig sind.

Beteiligte Muskeln & Regionen:
Bauchmuskeln, untere Rückenmuskulatur

Lendenwirbelsäule – Kräftigung – 33

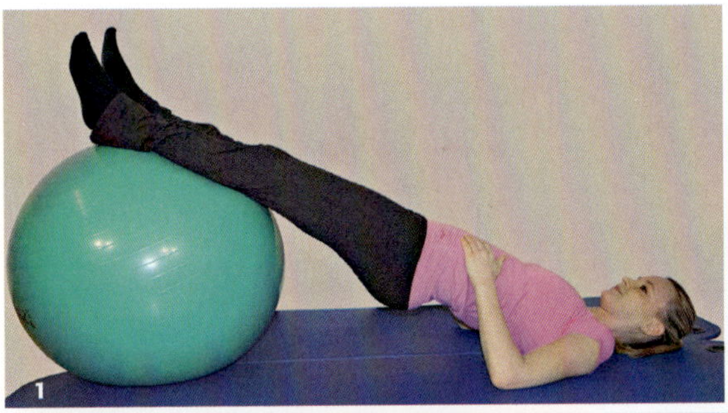

1

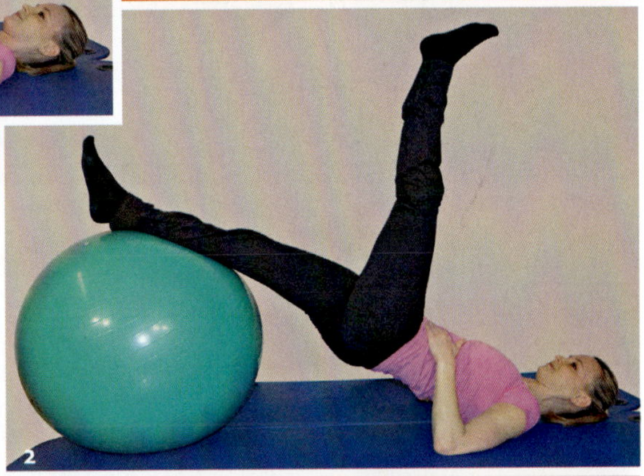

2

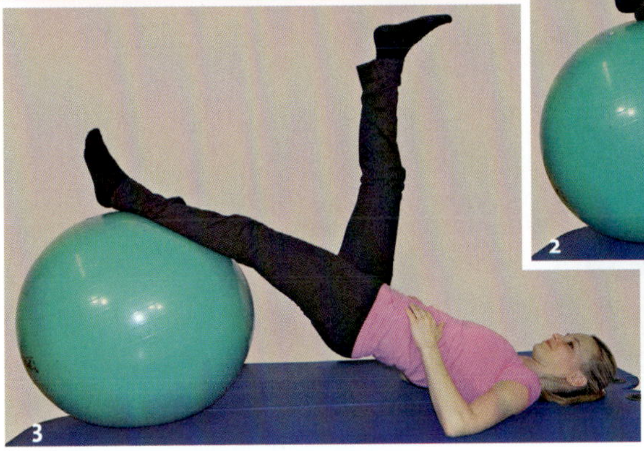

3

Rumpf, LWS und Gesäßmuskulatur

Ausgangsstellung: Rückenlage auf einer Matte. Beide Beine sind ab den Kniegelenken auf dem Gymnastikball abgelegt. Arme locker abgelegt, Kopf in Doppelkinnposition.

Durchführung: Beide Beine fest anspannen. Danach Wirbel für Wirbel nach oben in die so genannte Brücke rollen, bis der Rumpf und das Gesäß mit den Beinen eine gerade Linie bilden. Diese Position für 20 Sekunden halten, danach Wirbel für Wirbel wieder nach unten Richtung Matte rollen. 15–20-mal wiederholen. Als Steigerung kann oben in der Brücke abwechselnd ein Bein Richtung Decke gezogen werden. Dabei darauf achten, dass das Becken sich nicht verdreht und die gerade Brückenposition gehalten wird.

Infobox

Diese Übung sollte in der Rehabilitation nach Lendenwirbelsäulenbeschwerden aller Arten nicht fehlen, da die Muskulatur sehr schonend gekräftigt wird und der Ball als instabile Unterlage die kleinen stabilisierenden wirbelsäulennahen Muskeln trainiert. Auch als Vorbeugung und Kraftübung für den Rumpf ist diese Übung sehr zu empfehlen.

Beteiligte Muskeln & Regionen:
Gesäß, Beine, Rücken-, Bauchmuskeln

Lendenwirbelsäule – Kräftigung – 34

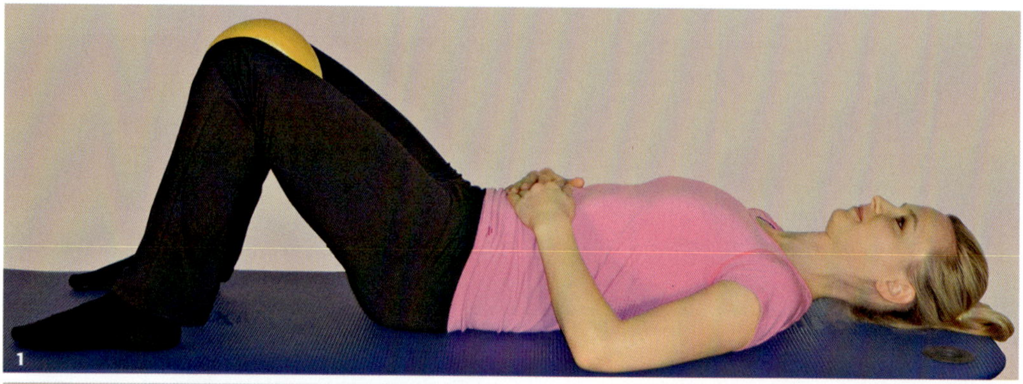

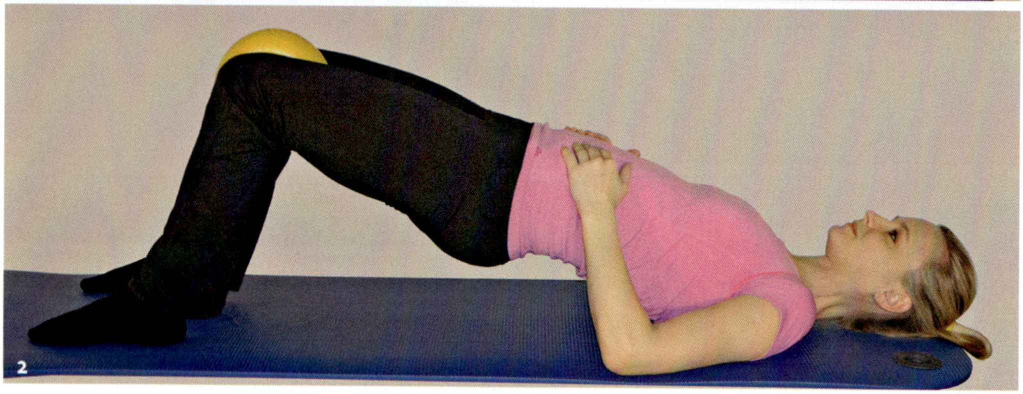

Kräftigung der LWS mit kleinem Ball

Ausgangsstellung: Rückenlage auf einer Matte, ein kleiner weicher Ball ist zwischen den Knien eingeklemmt. Die Arme liegen locker auf dem Bauch, der Kopf ist entspannt in leichter Doppelkinnposition.

Durchführung: Wirbel für Wirbel in die Brücke rollen – mit der Lendenwirbelsäule beginnen. Dabei den Ball mit beiden Beinen, so fest es geht, zusammendrücken und ausatmen. Drei Sekunden halten, danach mit der Brustwirbelsäule beginnend langsam abrollen. Arme und Kopf bleiben entspannt liegen.

Dauer/Wiederholung: 3-mal 15 Wiederholungen

Infobox

Diese Übung kann in der Rehabilitation schon früh nach Abklingen akuter Schmerzphasen eingesetzt werden, da sie die Rückenmuskulatur gezielt, aber schonend aufbaut. Durch das Einzwicken des Balles wird auch die Beinmuskulatur gekräftigt. Darüber hinaus werden steife Segmente durch das langsame Auf- und Abrollen wahrgenommen und leicht mobilisiert.

Beteiligte Muskeln & Regionen:
Lokale und globale Rückenmuskulatur der LWS und BWS, Wirbelgelenke, Beinmuskeln

Lendenwirbelsäule – Kräftigung – 35

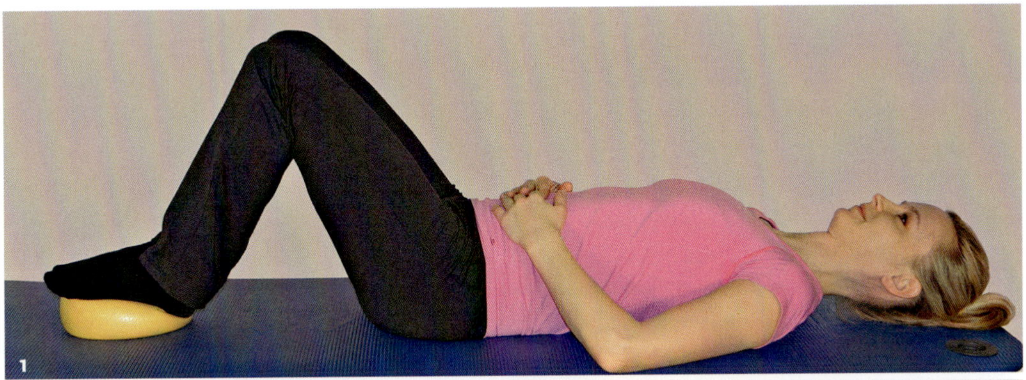

1

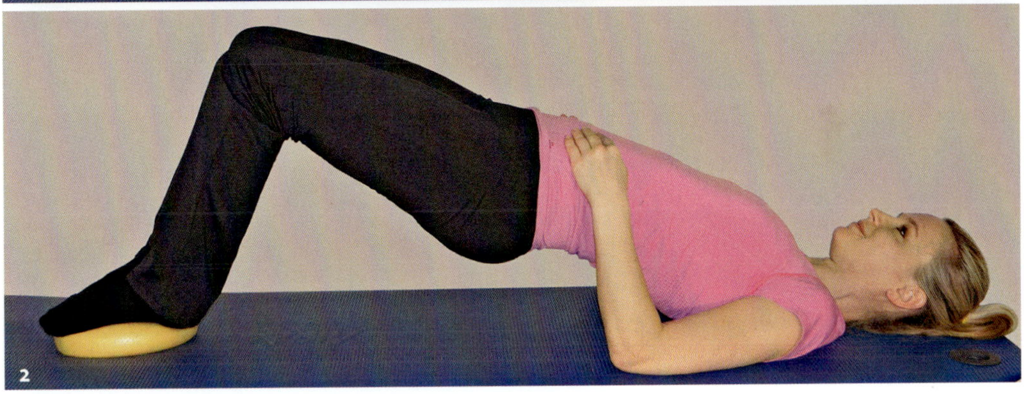

2

Kräftigung LWS mit kleinem Ball

Ausgangsstellung: Rückenlage auf einer Matte, die Beine sind geschlossen und aufgestellt auf einem kleinen weichen Ball. Die Arme liegen locker auf dem Bauch, der Kopf ist entspannt in leichter Doppelkinnposition.

Durchführung: Wirbel für Wirbel in die Brücke rollen – mit der Lendenwirbelsäule beginnen. Trotz instabilem Untergrund möglichst wenig wackeln! 2 bis 3 Sekunden halten, danach mit der Brustwirbelsäule beginnend langsam abrollen. Arme und Kopf bleiben entspannt liegen.

Dauer/Wiederholung: 3-mal 15 Wiederholungen

Infobox

Diese Übung ist eine Steigerung von Übung 34. Durch den Ball unter den Fußsohlen wird die Stabilität des Körpers gestört und dieser muss mithilfe der lokalen Muskulatur ausgleichen. Da die lokale Muskulatur Wirbelsäule, Bandscheiben und Bänder schützt, aber gleichzeitig zur Abschwächung neigt, sollte sie auch präventiv trainiert werden.

Beteiligte Muskeln & Regionen:
Lokale und globale Muskulatur der LWS und BWS, Wirbelgelenke, Beinmuskulatur

Lendenwirbelsäule – Kräftigung – 36

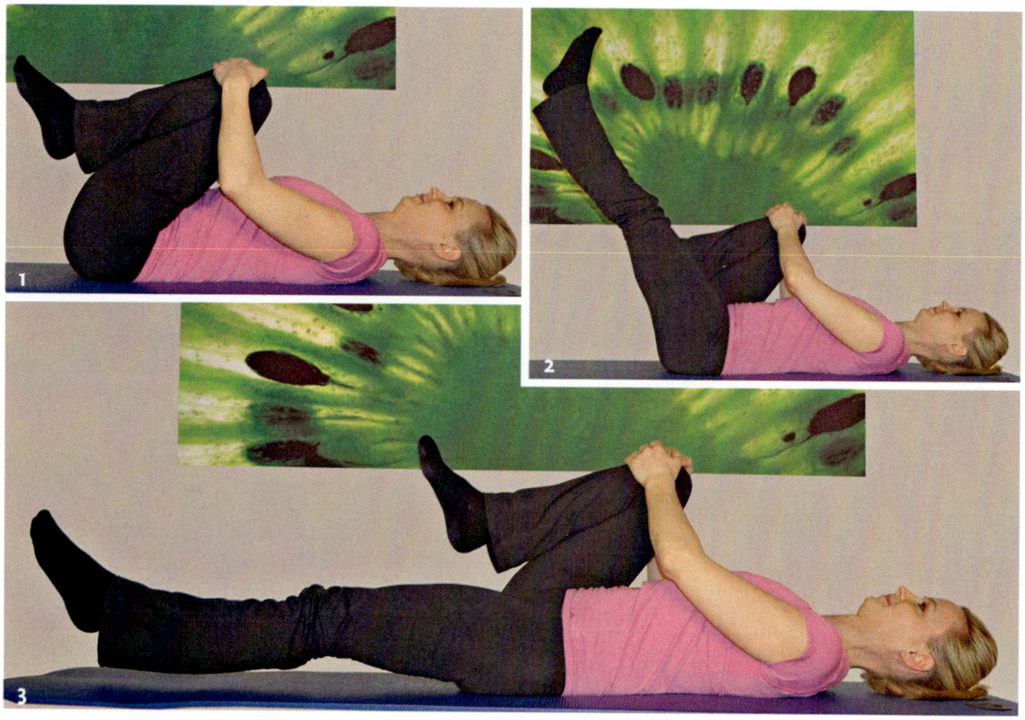

Bauchmuskulatur

Ausgangsstellung: Rückenlage auf einer Matte, beide Beine zur Brust herbeigezogen, Hände an den Knien.

Durchführung: Abwechselnd ein Bein strecken und in Richtung Boden bringen. Allerdings nicht ablegen, sondern nur soweit strecken, dass man mit der LWS nicht von der Matte abhebt. Sonst geht die Spannung in der Muskulatur verloren und zu viel Druck kommt auf die LWS. Der Kopf bleibt immer entspannt in einer Doppelkinnposition liegen und hebt nicht ab. Bei starken HWS-Problemen kann man auch ein kleines Polster in den Nacken legen.

Dauer/Wiederholung: 15-mal im Wechsel, Pause, 3 Serien

Infobox

Diese Übung eignet sich vor allem nach Abklingen akuter Schmerzphasen in der LWS. Zu Beginn kann man die Beine oft nur wenig absenken, aber auch da werden die Bauchmuskeln, welche ihren Ursprung in der LWS haben, schon trainiert. Mit dem Training der Bauchmuskeln kann man nachhaltig selbst sehr viel zur Schmerzfreiheit beitragen! Als weitere Steigerung folgt Übung 37 mit kleinem Ball.

Beteiligte Muskeln & Regionen:
Bauchmuskeln, LWS, Beine

Lendenwirbelsäule – Kräftigung – 37

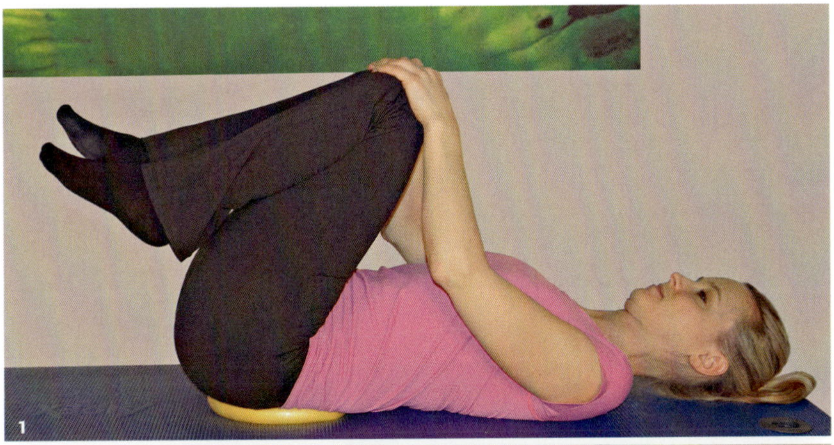

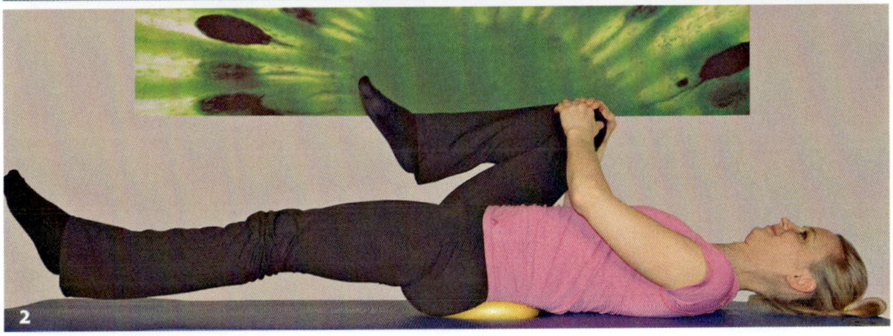

Bauchmuskulatur

Ausgangsstellung: Rückenlage auf einer Matte, ein kleiner, weicher, mit wenig Luft aufgeblasener Ball liegt unter der LWS. Beide Beine sind zur Brust gezogen, die Ellbogen liegen nicht auf dem Boden auf. Möglichst ruhig auf dem Ball liegen.

Durchführung: Ein Bein loslassen und langsam Richtung Boden absenken. Dann das Bein wieder herbeiziehen und auf die andere Seite wechseln. Der Kopf ist entspannt abgelegt in einer leichten Doppelkinnposition. Bei HWS-Beschwerden kann man den Kopf auch auf einem kleinen Polster ablegen.

Dauer/Wiederholung: 20–30-mal im Wechsel, Pause, 3 Serien

Infobox

Die Übung zeigt den Trainingszustand der kleinen tiefen Bauch- und Rückenmuskeln an. Je instabiler man sich fühlt, desto notwendiger ist es, diese Muskeln zu trainieren. Die Schwierigkeit der Übung lässt sich über die Luft im Ball steuern – mehr Luft im Ball erhöht dabei die Schwierigkeit.

Beteiligte Muskeln & Regionen:
Alle Schichten der Bauch- und Rückenmuskeln

Lendenwirbelsäule – Kräftigung – 38

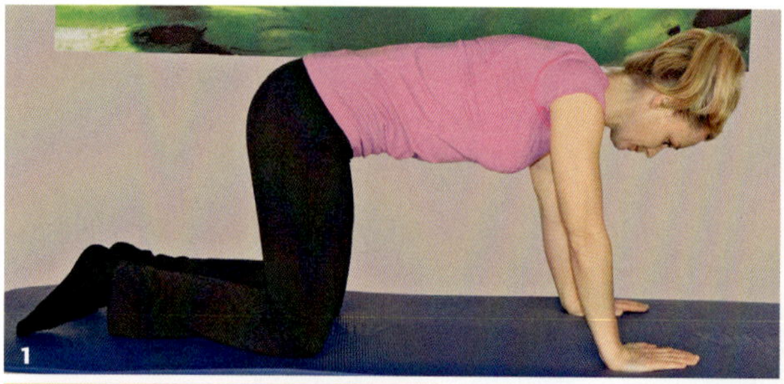

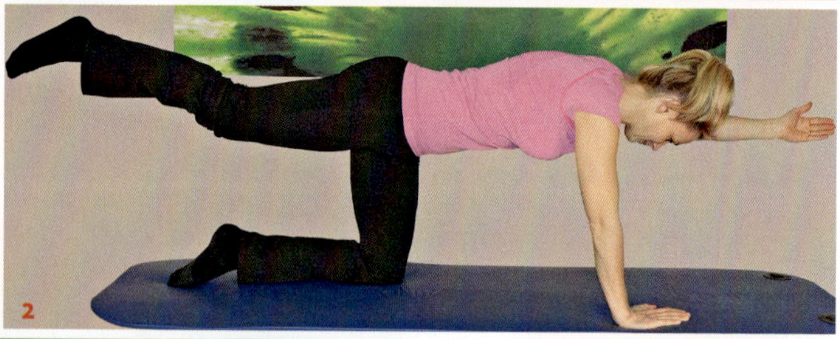

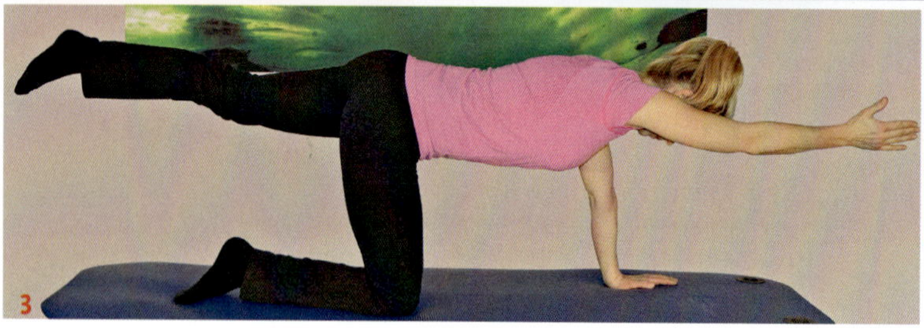

Rückenmuskulatur

Ausgangsstellung: Vierfüßlerstand auf einer weichen Matte, Beine hüftbreit geöffnet, Arme unter den Schultern auf die Matte gestützt

Durchführung: Diagonal jeweils einen Arm und ein Bein auf Rumpfhöhe abheben. Dabei stellt man sich vor, dass im Verlauf der gesamten Wirbelsäule Wassergläser stehen, die nicht hinunter fallen dürfen. Das heißt, den Kopf in Doppelkinnposition halten und die Bauchmuskeln spannen, damit sich kein Hohlkreuz bilden kann.

Dauer/Wiederholung: 20–30-mal im Wechsel, Pause, 3 Serien

Infobox

Bei der Übung werden die kleinen wirbelsäulennahen und stabilisierenden Muskeln trainiert. Bei korrekter Durchführung wird die aufrechte Haltung gefördert. Diese Übung wird bei Rückenschmerzen schon sehr früh in der Rehabilitation eingesetzt. Auch präventiv sollte sie in keiner Wirbelsäulengymnastik fehlen.
Am besten zur Kontrolle der Haltung vor einem Spiegel üben.

Beteiligte Muskeln & Regionen:
Gesamte Rückenmuskulatur, Arme und Beine, Bauchmuskeln

Lendenwirbelsäule – Kräftigung – 39

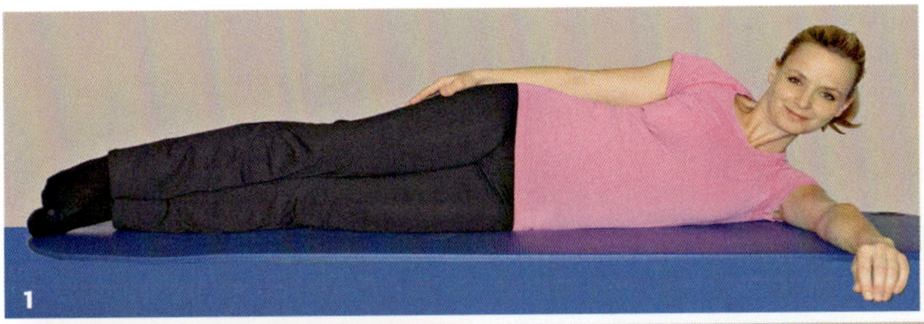

1

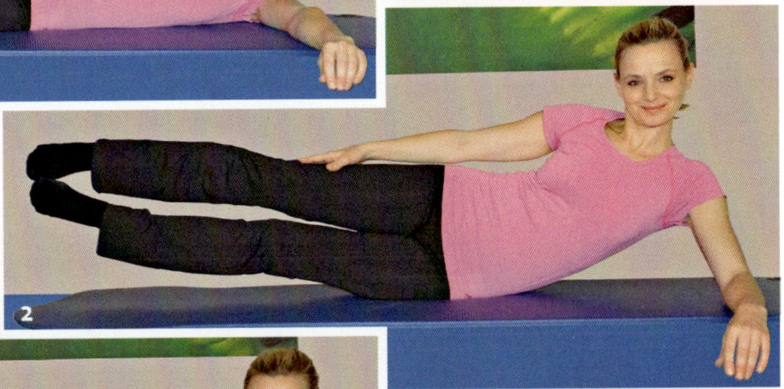

2

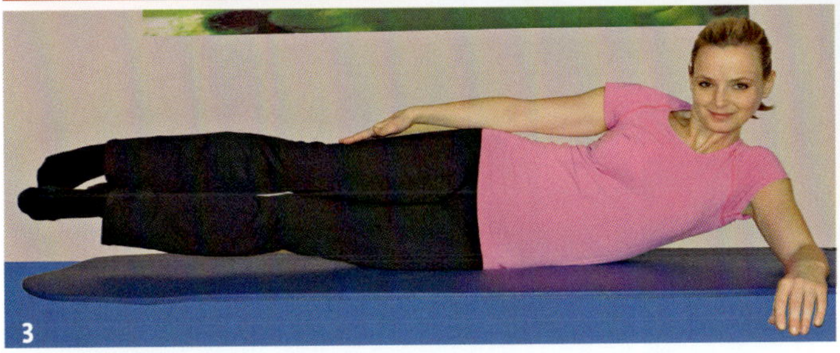

3

Seitlicher Rumpf, Bauch und Beine

Ausgangsstellung: Seitenlage, der untere Arm liegt auf der Matte, der obere Arm ist am Oberschenkel abgelegt.

Durchführung: Beide Beine gleichzeitig fest anspannen, geschlossen von der Matte abheben und hinauf und hinunter ziehen. Dazwischen nicht ablegen!

Nach einer kurzen Pause beide Beine von der Matte heben und mit kleinen schnellen Bewegungen jeweils ein Bein nach vorne und eines nach hinten ziehen.

Schließlich mit der oberen Handfläche Richtung Knie ziehen, bis der Rumpf abhebt und der untere Ellbogen in Stützposition kommt. Immer darauf achten, nicht zu stark ins Hohlkreuz und mit den Beinen weit nach oben zu gehen.

Dauer/Wiederholung: Eine Minute durchführen, Pause, 3 Serien

Infobox

Die schräge und quere Bauchmuskulatur hat ihren Ursprung an der Wirbelsäule. Sie hat oft schmerzhafte Verspannungen, welche sich in Kreuzschmerzen ausdrücken, obwohl die Wirbelsäule selbst keine Pathologien aufweist. Die Ursache ist in der verspannten Muskulatur zu finden.

Beteiligte Muskeln & Regionen:
Schräge und quere Bauchmuskeln, Arme, Beinmuskulatur

Lendenwirbelsäule – Mobilisierung – 40

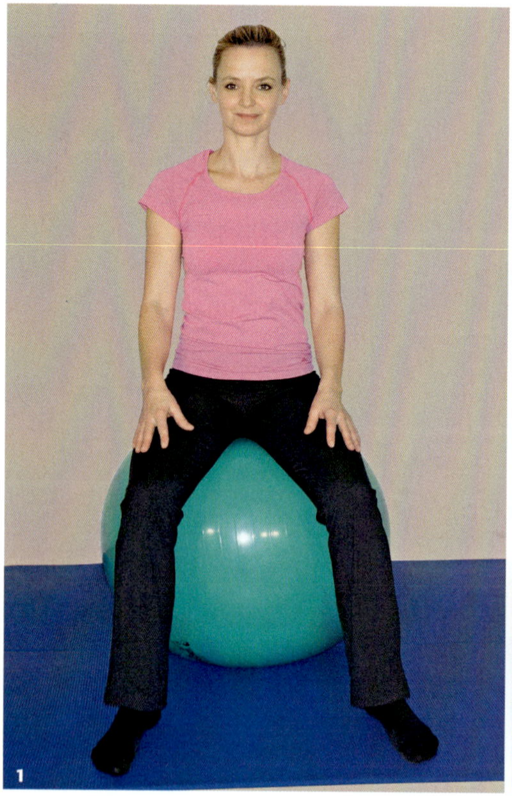

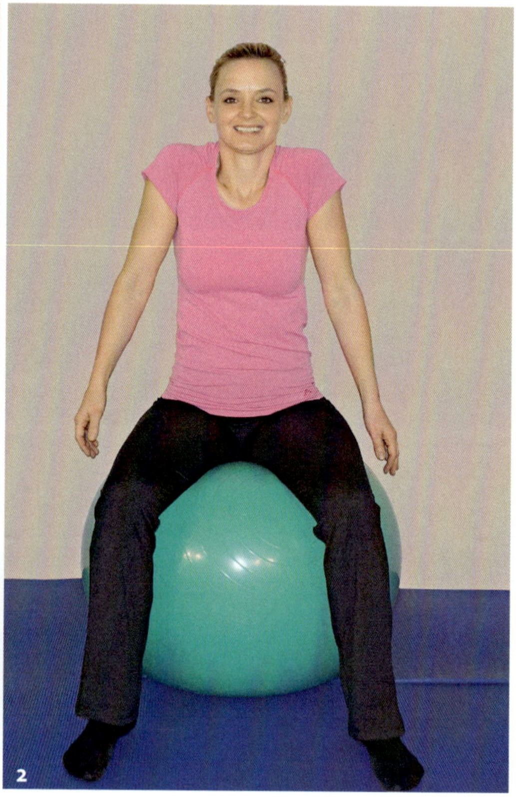

Mobilisierung der Wirbelsäule

Ausgangsstellung: Breiter Sitz auf dem Ball, Hüftwinkel im normalen Sitz von 120 Grad.

Durchführung: Als Basisübung auf dem Ball auf und ab wippen. Die Arme hängen locker zur Seite, die Beine sind am Boden fixiert. Dann beide Schultern im Rhythmus des Schwingens zu den Ohren hoch ziehen und wieder fallen lassen. Schließlich die Schultern mit großen Bewegungen kreisen.

Dauer/Wiederholung: Jeweils 1–2 Minuten

Infobox

Wenn der Ball unter Kontrolle gehalten werden kann, ist dies eine sehr geeignete Übung in der Bandscheibenrehabilitation auch schon in sehr frühen Phasen, sobald aufrechtes Sitzen möglich ist. Durch das Wippen kommt es zu Druck- und Zugverhältnissen, was aufgrund der Bauweise der Bandscheiben zu einer enormen Stoffwechselanregung und Durchblutungssteigerung in den Strukturen führt. Es wird sehr weich gefedert und es kommt zu keinen Scherkräften, es wird also schonend mobilisiert. Es gibt kein vergleichbares Therapiematerial für diese Art der Übung.

Beteiligte Muskeln & Regionen:
Wirbelsäule, Bandscheiben, Rückenmuskulatur, Arme und Beine

Lendenwirbelsäule – Mobilisierung – 41

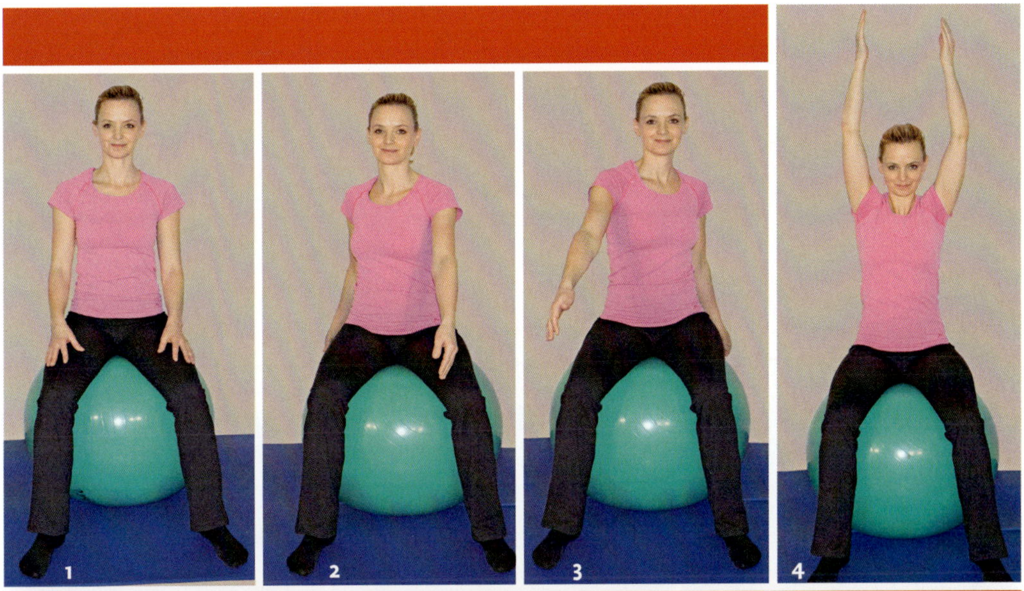

Mobilisierung der Wirbelsäule

Ausgangsstellung: Breiter Sitz auf einem Ball, welcher einen Hüftwinkel im normalen Sitz von ca. 120 Grad zulässt. Die Arme hängen locker zur Seite, die Füße zeigen leicht nach außen.

Durchführung: Wie schon in Übung 40 beschrieben, auf dem Ball wippen und nun den Oberkörper mitdrehen bzw. mit den Armen unterstützen.

Als Steigerung kann man beim Wippen die Arme über den Kopf bringen und immer abwechselnd zur Decke strecken.

Schließlich kann man als zusätzliche Steigerung zu allen Armübungen das „Gehen" mit den Beinen dazu nehmen.

Dauer/Wiederholung: Jeweils 1–2 Minuten

Infobox

Speziell in der Bandscheiben- und Rückenrehabilitation (wie in Übung 40 beschrieben) sind diese Ballübungen hervorragend zum schonenden Training geeignet.

Beteiligte Muskeln & Regionen:
Wirbelsäule, Bandscheiben, Rückenmuskulatur, Arme und Beine

Lendenwirbelsäule – Mobilisierung – 42

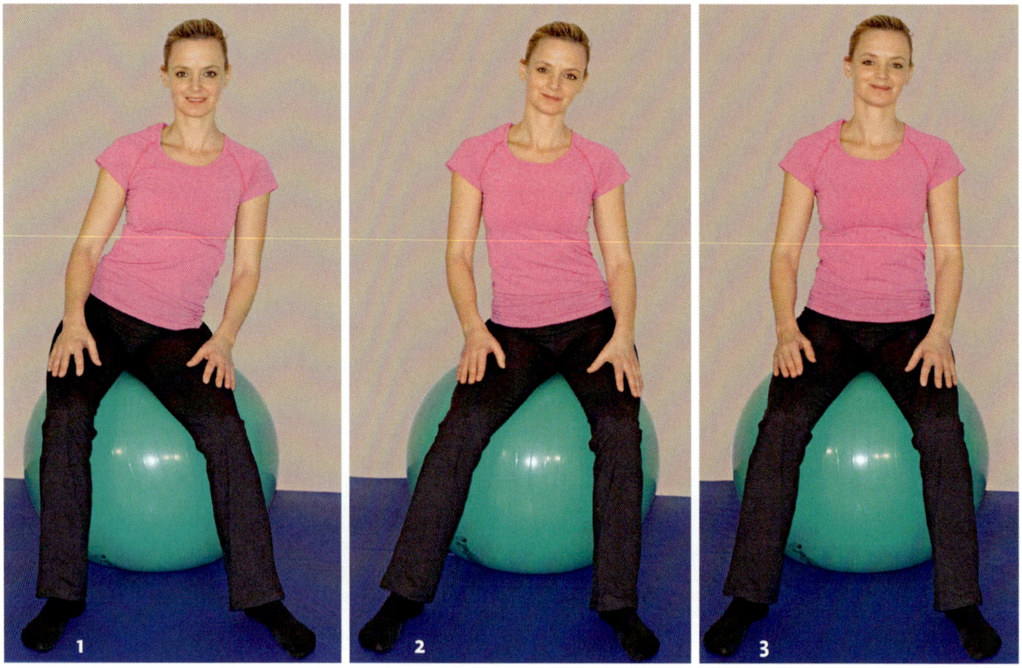

Mobilisierung Lendenwirbelsäule

Ausgangsstellung: Aufrechter Sitz auf dem Ball, als Unterlage eine Matte verwenden. Die Beine sind etwas mehr als hüftbreit geöffnet, der Kopf befindet sich in einer Doppelkinnposition, der Scheitel ist der höchste Punkt.

Durchführung: Mit dem Becken auf dem Ball langsam seitlich von rechts nach links und wieder zurück rollen. Dabei hebt sich eine Gesäßseite vom Ball ab, die Beine bleiben immer in derselben Position, der Oberkörper aufrecht. Darauf achten, dass der Rumpf nicht nach vorne oder hinten wandert, die Bewegung sollte nur zur Seite stattfinden.

Dauer/Wiederholung: 2–3 Minuten, Pause, 3 Serien

Infobox

Bei korrekter Durchführung bringt diese Mobilisation eine Durchblutungssteigerung in der Lendenwirbelsäule und der umgebenden Muskulatur. Wichtig ist, dass diese Übung ein paar Minuten lang durchgeführt wird, denn Durchblutung und Stoffwechsel brauchen eine Zeit, um in Gang zu kommen. Diese Übung ist sehr schonend und kann auch schon in sehr frühen Phasen der Rehabilitation angewendet werden.

Beteiligte Muskeln & Regionen:
Rückenmuskulatur, Lendenwirbelsäule

Lendenwirbelsäule – Mobilisierung – 43

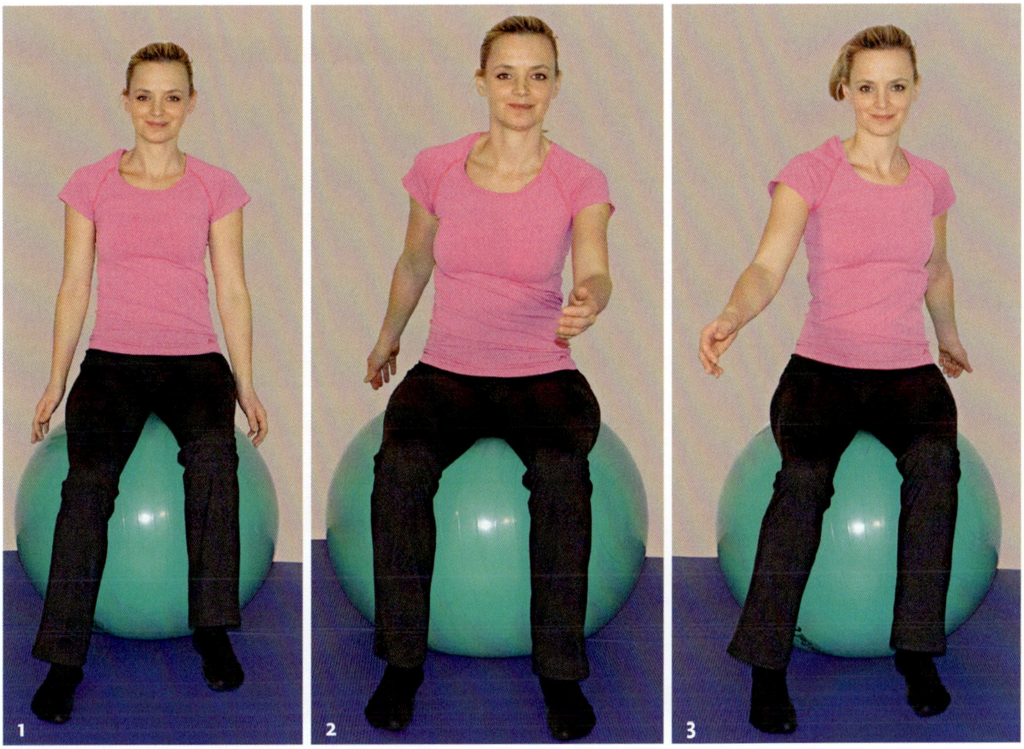

Mobilisierung gesamte Wirbelsäule

Ausgangsstellung: Aufrechter Sitz auf dem Ball, als Unterlage eine Matte verwenden. Die Beine sind etwas mehr als hüftbreit geöffnet, der Kopf befindet sich in einer Doppelkinnposition, der Scheitel ist der höchste Punkt.

Durchführung: Auf dem Ball auf und ab wippen und dabei gleichzeitig mit den Beinen „gehen". Bei genug Stabilität und Vertrauen in den Ball können auch die Arme wie beim richtigen Gehen mitgenommen werden. Darauf achten, immer die Kontrolle zu behalten und nicht runterzufallen. Der Kopf und der Rumpf bleiben bei dieser Übung immer in gleicher Position, die Wirbelsäule ist stets aufgerichtet.

Dauer/Wiederholung: 2–3 Minuten, Pause, 3 Serien

Infobox

Diese Übung ist für Fortgeschrittene mit genug Erfahrung mit dem Ball oder unter therapeutischer Aufsicht. In der Endphase der Rückenrehabilitation ist diese Übung sehr gut geeignet, um bei dynamischer Bewegung Rumpfstabilität in Richtung Alltagsbewegungen aufzubauen.

Beteiligte Muskeln & Regionen:
LWS, speziell Rumpf, Arme und Beine

Lendenwirbelsäule – Mobilisierung – 44

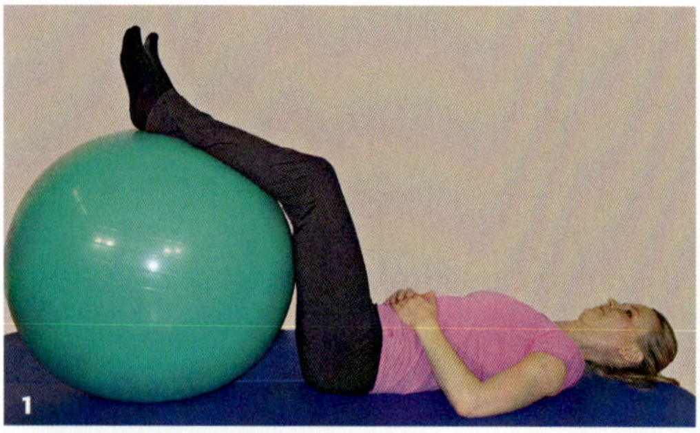

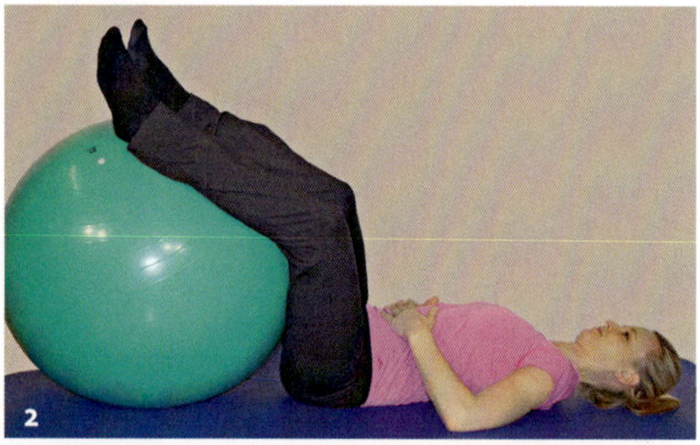

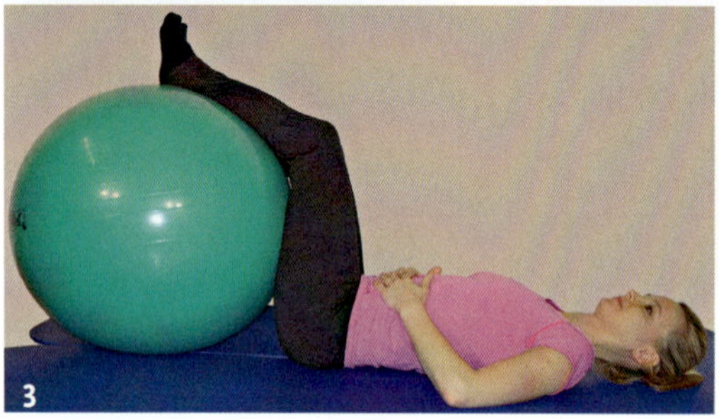

Mobilisierung der Lendenwirbelsäule

Ausgangsstellung: Rückenlage auf einer Matte, die Beine sind auf dem Gymnastikball abgelegt.

Durchführung: Den Ball bis zum Gesäß und den hinteren Oberschenkeln herbeiziehen. Die Beine liegen ganz locker auf dem Ball, die Arme sind auf dem Bauch abgelegt. Beide Beine langsam und ohne viel Kraftaufwand über den Ball pendeln lassen. Der Kopf bleibt in einer Doppelkinnposition und der Rumpf bleibt stabil auf der Matte liegen.

Dauer/Wiederholung: 2–3 Minuten, Pause, 3 Serien

Infobox

Bei dieser Übung wird das Beingewicht vom Ball übernommen und die Lendenwirbelsäule somit komplett entlastet. In einer akuten Schmerzphase kann dies mitunter die einzige Möglichkeit sein, die sofort Erleichterung bringt. Überdies ist diese Übung zuhause sehr leicht anwendbar. Auch nach anderen, anstrengenden Ballübungen als aktive Pause gut geeignet.

Beteiligte Muskeln & Regionen:
Lendenwirbelsäule, Bauchmuskulatur, Beine

Lendenwirbelsäule – Mobilisierung – 45

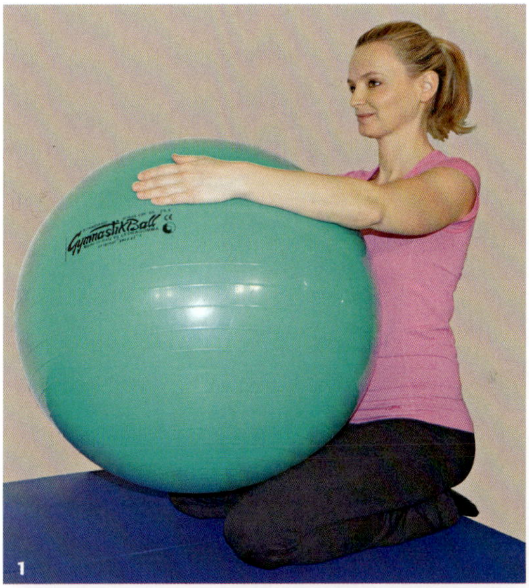

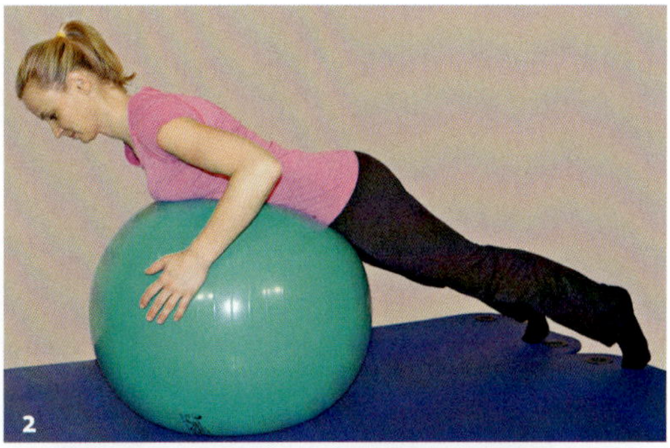

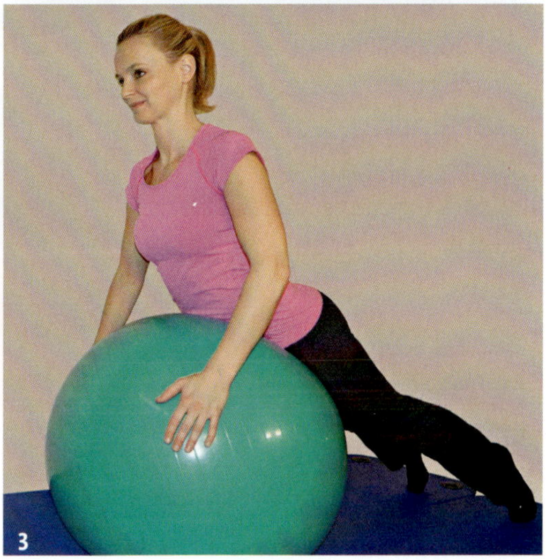

Mobilisierung in Streckung

Ausgangsstellung: Knien auf einer Matte, Ball mit beiden Händen halten

Durchführung: Auf den Ball rollen und das Gleichgewicht halten. Mit dem Oberkörper soweit aufrichten, wie es die LWS schmerzfrei zulässt. Vorne in der Bauchmuskulatur soll ein starker Dehnreiz zu spüren sein. Den Ball während der gesamten Übung festhalten.

Achtung: Die Halswirbelsäule sollte nicht in einer überstreckten Position sein, sondern eher im leichten Doppelkinn.

Dauer/Wiederholung: 10–15-mal den Oberkörper aufrichten, zurückrollen, Pause, 3 Serien

> **Infobox**
> Bei Problematiken in der LWS eignet sich diese Mobilisierung in die Extension nach Abklingen der Akutphase. Bei Haltungskorrekturen kann man sehr schön die Bauchmuskeln dehnen. Auch bei einer zu stark ausgeprägten Rundung in der Brustwirbelsäule kann man diese Übung zur Aufrichtung in der Haltungsschulung einsetzen.

Beteiligte Muskeln & Regionen:
LWS, Gesamter Bauch, Rückenmuskulatur

Lendenwirbelsäule – Mobilisierung, Kräftigung – 46

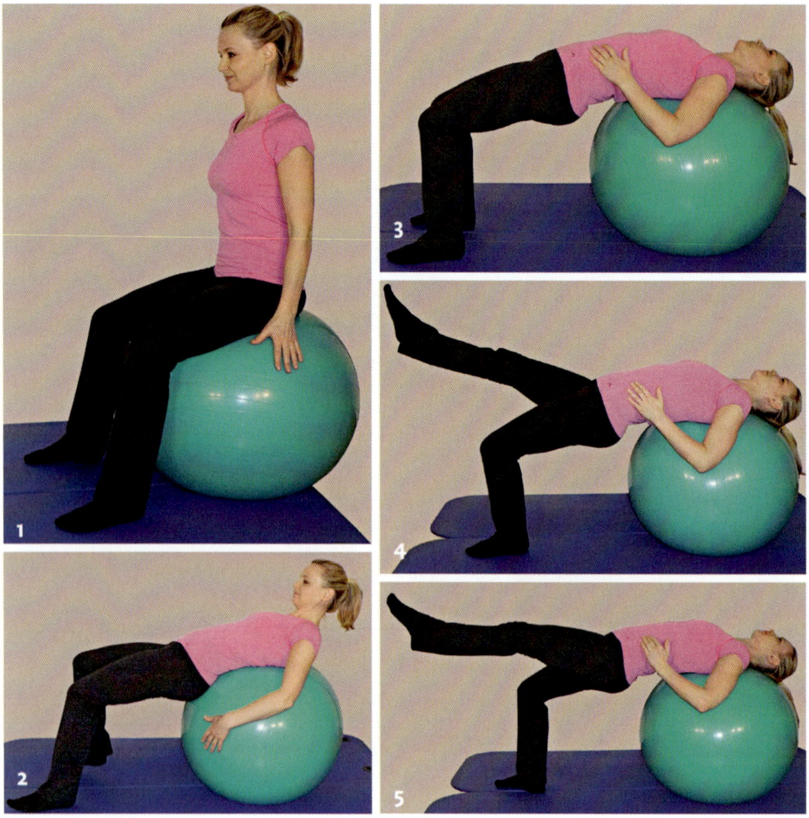

BWS, Bauch, Rumpf

Ausgangsstellung: Sitz auf dem Ball, Beine hüftbreit geöffnet.

Durchführung: Vom Sitz über den Ball rollen, bis der Kopf auf dem Ball aufliegt. Die Arme sind auf dem Bauch abgelegt, der Rumpf versucht, trotz instabilem Ball stabil zu bleiben und sich so wenig wie möglich zu bewegen, während man langsam ein Bein vom Boden abhebt. Der Körper auf dem Ball sollte eine gerade Linie bilden.

Dauer/Wiederholung: Die Position für 5 Sekunden halten, Wechsel auf die andere Seite. 20–30-mal wiederholen

Infobox

Eine beliebte Hausübung für Personen, die zu rundem Rücken neigen. Bei vorwiegend sitzender Tätigkeit im Alltag ist es wichtig, regelmäßig Ausgleichsübungen, die den Körper öffnen und aufrichten, durchzuführen. Auch eine gute Übung bei Versteifung der Brustwirbelsäule.
Als Korrekturhilfe, um die Übung qualitativ hochwertig durchzuführen, empfiehlt sich die Ausführung vor einem Spiegel.

Beteiligte Muskeln & Regionen:
LWS, BWS, Bauch-, Rumpfmuskulatur

Lendenwirbelsäule – Kräftigung – 47

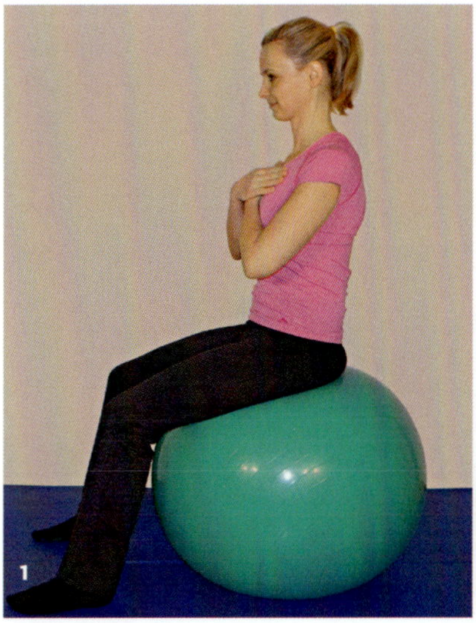

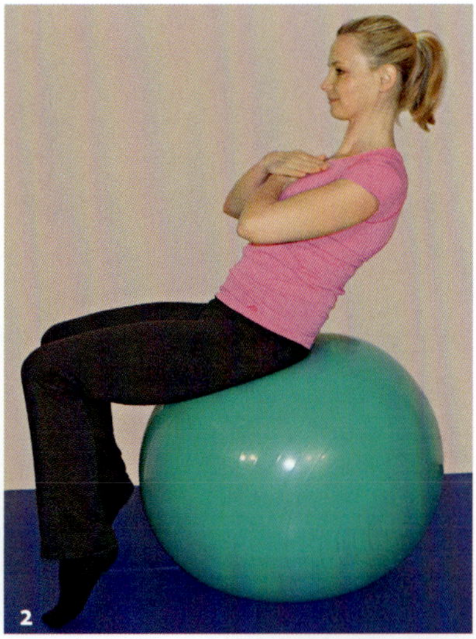

Rumpfmuskulatur

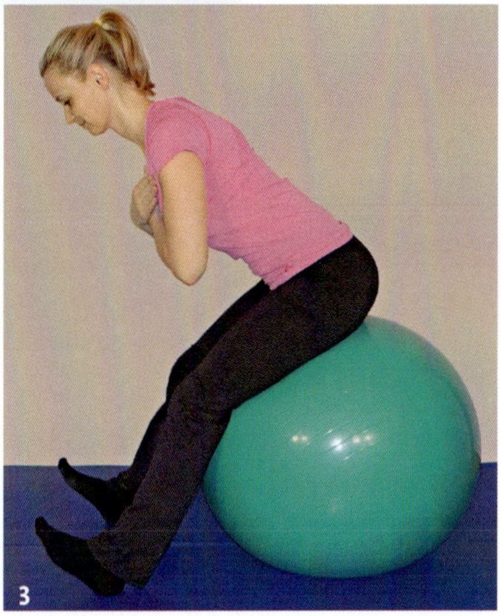

Ausgangsstellung: Sitz auf dem Ball, Beine hüftbreit geöffnet auf der Matte, Arme vor der Brust verschränkt.

Durchführung: Zuerst mit dem gesamten Oberkörper weit nach hinten gehen und dabei etwas auf dem Ball nach vorne rollen. Gleichzeitig mit beiden Beinen auf die Zehenspitzen gehen, bis deutliche Anspannung in der Bauchmuskulatur spürbar wird. Die Position 2–3 Sekunden halten. Anschließend den Oberkörper nach vorne beugen, etwas mit dem Ball nach hinten rollen und die Kniegelenke strecken. Beide Füße mit den Zehenspitzen soweit wie möglich hochziehen. Darauf achten, dass der Kopf immer in der Verlängerung des Oberkörpers bleibt und sich eher in einer Doppelkinnposition befindet.

Dauer/Wiederholung: 20–30-mal wiederholen

Infobox

Wenn genug Vertrauen zum Ball vorhanden ist, stellt dies eine hervorragende Übung zur Stabilisierung des Rumpfes bei Rückenbeschwerden aller Arten dar. Durch den Ball als weicher instabiler Untergrund kann die stabilisierende kleine Haltemuskulatur schonend gekräftigt werden.

Beteiligte Muskeln & Regionen:
Gesamter Rumpf, speziell Bauchmuskulatur und Rückenmuskeln

Lendenwirbelsäule – Kräftigung – 48

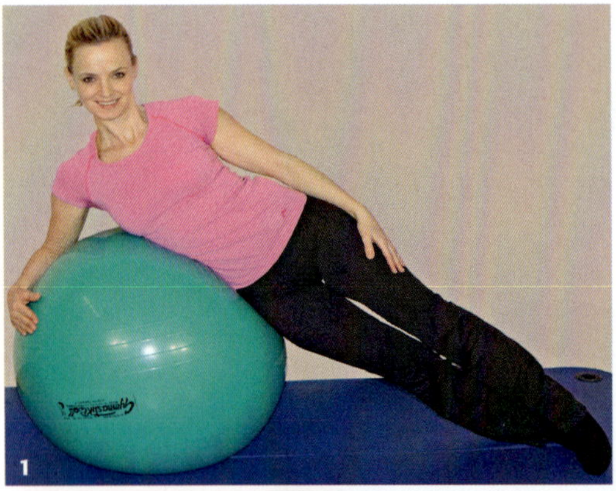
1

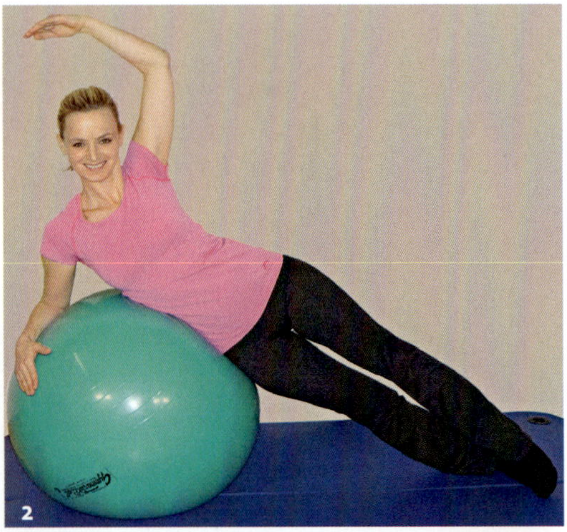
2

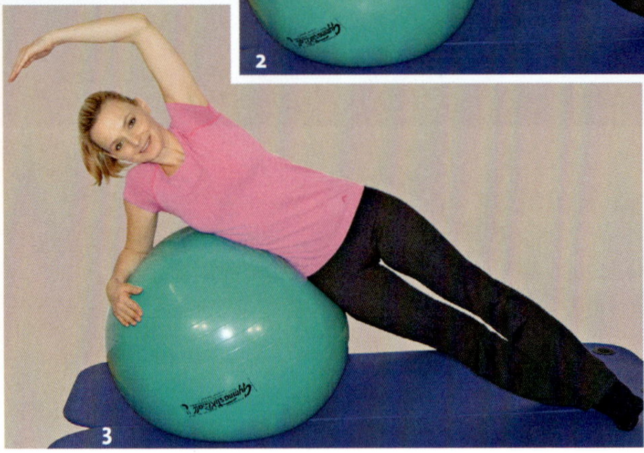
3

Seitlicher Rumpf

Ausgangsstellung: Seitenlage auf dem Ball, der untere Arm befindet sich in Stützposition.

Durchführung: Die Beine sind fest geschlossen und gespannt, der Bauch ist ebenfalls angespannt, während man mit dem oberen Arm eine Halbkreisbewegung bis hinter das Ohr und wieder zurück macht. Wichtig dabei ist es, möglichst stabil zu bleiben und den Ball nicht zu bewegen.

Der Kopf wird mit dem Arm geneigt, bleibt aber in Doppelkinnposition. Der Blick bleibt nach vorne gerichtet.

Dauer/Wiederholung: 15–20-mal pro Seite, Pause, 3 Serien

Infobox

Diese Übung ist schon eher als fortgeschritten zu betrachten, da sehr viel Stabilität und Kontrolle im Rumpf notwendig sind, um nicht vom Ball zu fallen. Eine Steigerung im Training ist aber notwendig, um der Muskulatur immer eine neue Herausforderung zu bieten. Diese allgemeinen Stabilisationsübungen trainieren viele große Körperbereiche gleichzeitig. Am besten vor dem Spiegel üben!

Beteiligte Muskeln & Regionen:
LWS, seitliche Bauch- und Rumpfmuskulatur

Lendenwirbelsäule – Kräftigung – 49

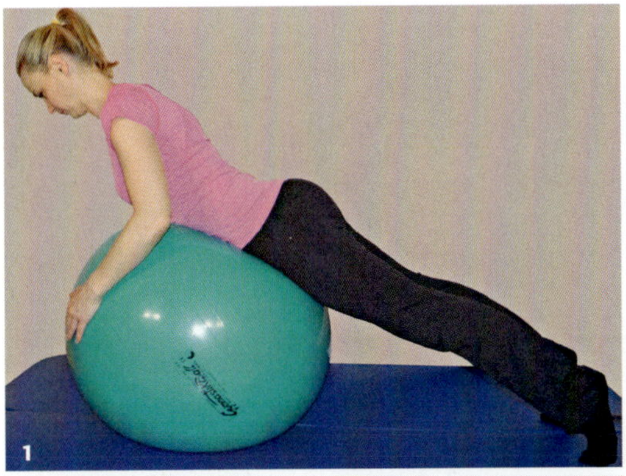
1

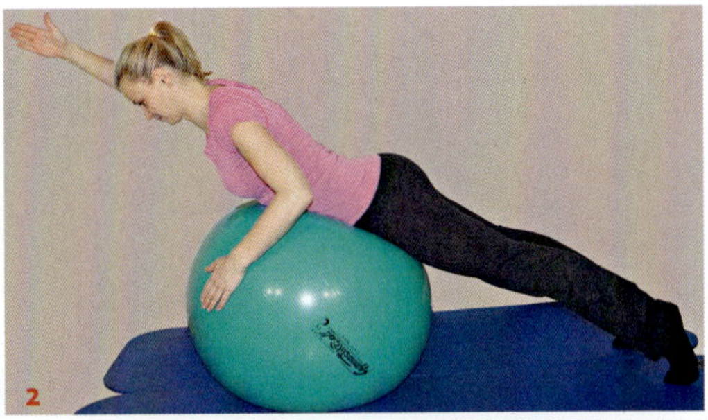
2

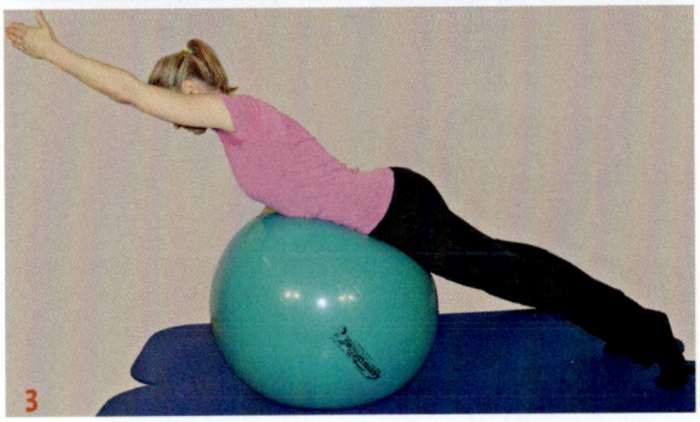
3

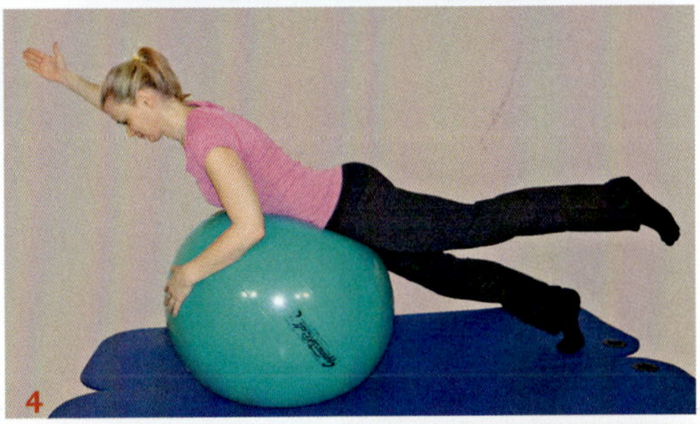
4

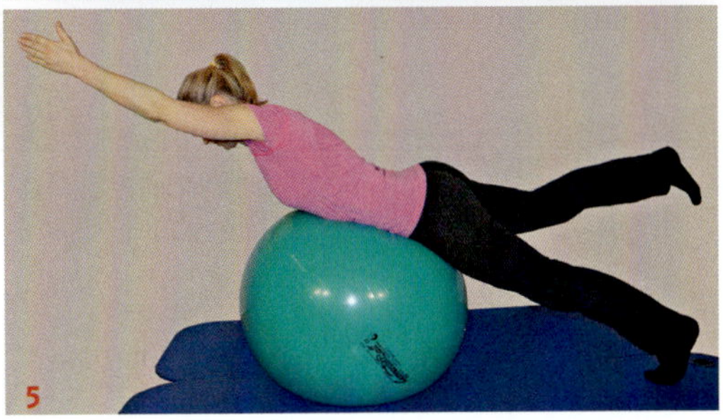
5

Rückenmuskulatur

Ausgangsstellung: Der Bauch liegt auf dem Ball, beide Beine sind gestreckt und hüftbreit geöffnet abgestellt auf einer Matte. Die Arme sind seitlich auf den Ball abgelegt.

Durchführung: Abwechselnd einen Arm seitlich neben dem Ohr ausstrecken und in der Position ca. 5 Sekunden halten. Die Übung ca. 2–3 Minuten lang im Wechsel der Arme durchführen. Darauf achten, dass der Ball sich so wenig wie möglich bewegt und der Kopf in der Verlängerung des Rumpfes bleibt und nicht überstreckt wird. Eine Doppelkinnposition einnehmen und Richtung Boden schauen. Zur Verstärkung kann auch wechselseitig ein Bein gehoben werden.

Infobox

Der Ball als instabile Unterlage eignet sich hervorragend, um die kleinen stabilisierenden wirbelsäulennahen Muskeln zu trainieren. Diese müssen den wackeligen Untergrund ausgleichen und dagegen stabilisieren. Eine wichtige Aufgabe, welche die Muskeln nach Beschwerden in der Wirbelsäule wieder lernen müssen. Für diese Übung muss genügend Stabilität und Vertrauen in den Ball vorhanden sein, um ein etwaiges Runterfallen zu vermeiden.

Beteiligte Muskeln & Regionen:
Wirbelsäule, gesamte Rückenmuskulatur

Lendenwirbelsäule – Kräftigung – 50

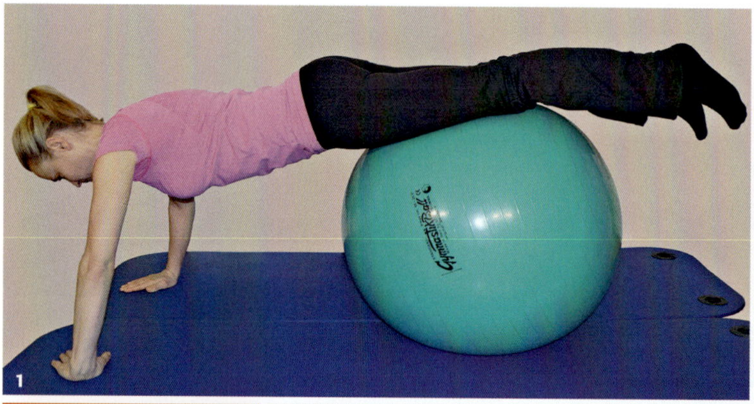
1

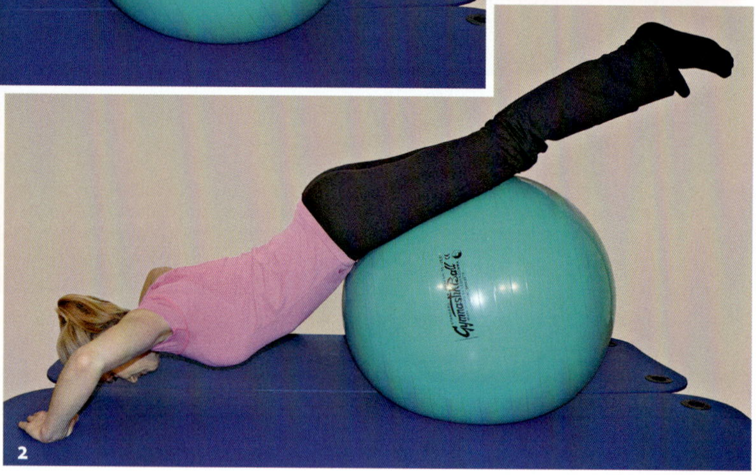
2

Rumpfmuskulatur

Ausgangsstellung: Mit dem gesamten Körper bis zu den Oberschenkeln über den Ball rollen. Die Arme auf der Matte abstützen und dabei die Ellbogen leicht nach außen drehen.

Durchführung: Die Beine und die Bauchmuskeln fest anspannen und mit den Armen eine Liegestützposition einnehmen. Mit der Nasenspitze fast bis zum Boden gehen, die Schulterblätter nach hinten und unten ziehen. Auf eine gute Bauch- und Rumpfspannung achten, damit das Becken bzw. die LWS nicht in ein Hohlkreuz absinken kann. Der Ball soll so wenig wie möglich wackeln. Anschließend wieder die Arme ausstrecken und nach oben gehen.

Dauer/Wiederholung: 15–20-mal wiederholen, Pause, 3 Serien

> **Infobox**
> Durch die Liegestützvariation über den Ball wird die LWS entlastet und der Oberkörper kann gut trainiert werden. Gerade bei instabiler LWS und zu schwacher Bauchmuskulatur kann so trotzdem gut Muskulatur aufgebaut werden. Durch die Instabilität des Balles wird auch die kleine stabilisierende wirbelsäulennahe Muskulatur angesprochen.

Beteiligte Muskeln & Regionen:
Rumpf, speziell LWS und BWS: m. pectoralis major et minor, Rückenmuskulatur, Bauchmuskeln

Lendenwirbelsäule – Kräftigung – 51

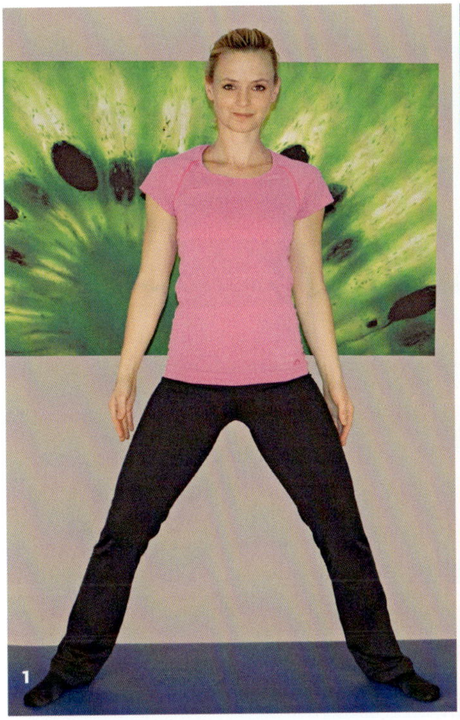
1

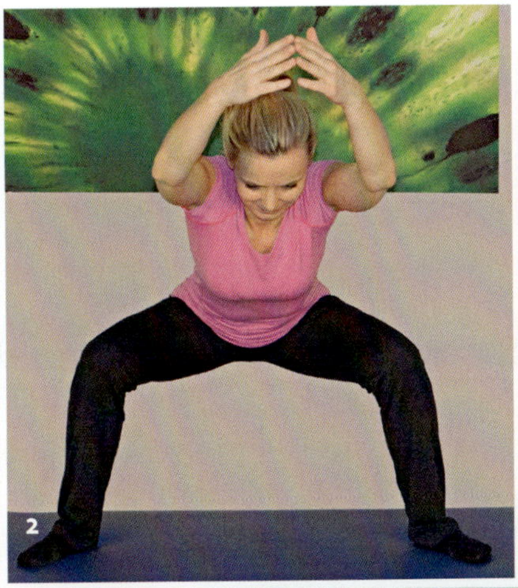
2

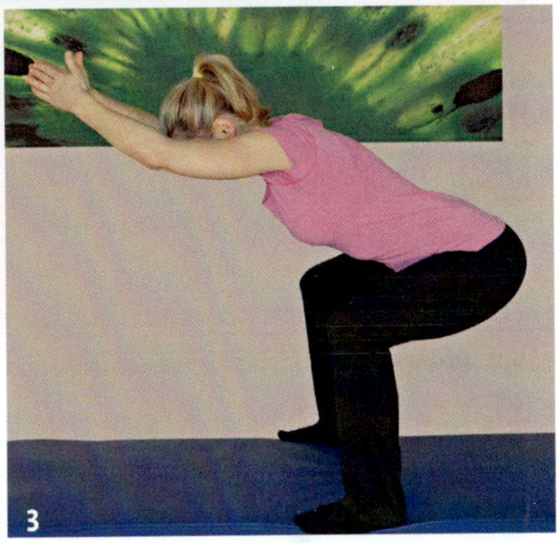
3

Breite Squats

Ausgangsstellung: Sehr breiter Stand, Füße leicht nach außen gedreht.

Durchführung: In die Knie gehen, dabei beide Arme über dem Kopf zusammenführen und mit dem gesamten Oberkörper weit nach vorne lehnen. Am besten stellt man sich vor, dass man sich auf einen Hocker setzt.

Vorsicht: Nicht zu stark ins Hohlkreuz gehen. Der Kopf sollte sich in der Verlängerung des Oberkörpers befinden. Den Kopf nicht nach hinten überstrecken! Die Knie schauen nicht über die Zehenspitzen.

Bei dieser Übung muss besonders auf die richtige Haltung geachtet werden.

Dauer/Wiederholung: 15–20-mal wiederholen, Pause, 3 Serien

Infobox

Sehr gute Kräftigungsübung für die Lendenwirbelsäule und die Beine. Je weiter man den Oberkörper nach vorne lehnt, desto mehr muss die Rückenmuskulatur dagegen halten. Durch das Führen der Arme nach oben wird die Wirkung auf die Wirbelsäule noch verstärkt betont.

Beteiligte Muskeln & Regionen:
LWS, Quadrizeps, Rückenmuskulatur, Bauchmuskeln

Lendenwirbelsäule – Kräftigung – 52

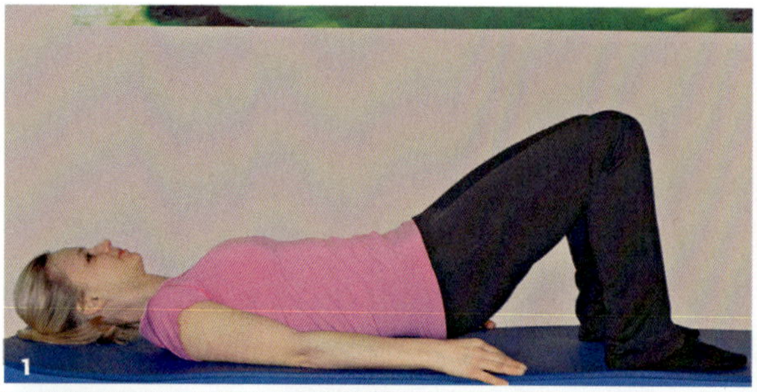

1

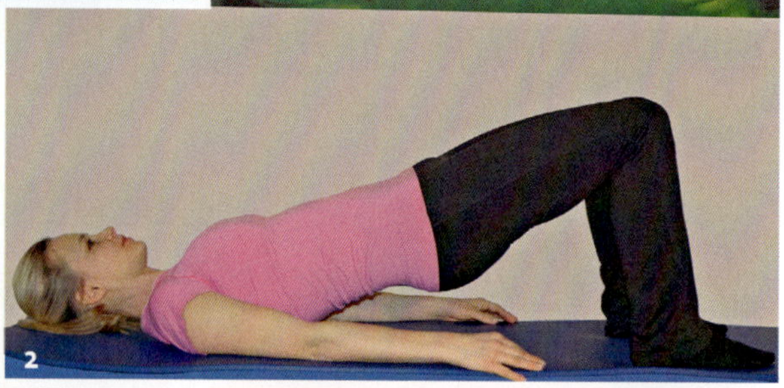

2

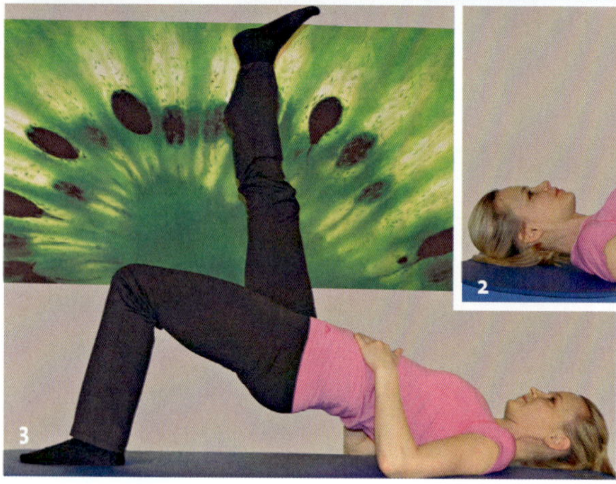

3

Rumpf, Gesäß, LWS

Ausgangsstellung: Rückenlage, beide Beine sind hüftbreit auf einer Matte aufgestellt. Die Arme liegen locker zur Seite, der Kopf befindet sich in einer Doppelkinnposition.

Durchführung: Das Becken kippen. Danach das Gesäß und den Rumpf von der Matte abheben, indem man langsam Wirbel für Wirbel bis zur BWS aufrollt. Der Oberkörper soll mit dem Gesäß eine gerade Linie bilden. Die Brücke für 20 Sekunden halten, danach jeden einzelnen Wirbel abrollen, bis man wieder am Boden liegt. 15–20-mal wiederholen.

Als Steigerung der Schwierigkeit in der Brückenposition jeweils ein Bein abheben und gerade nach oben strecken. Die Position 3–5 Sekunden halten, 10–15-mal im Wechsel. Darauf achten, dass die gerade Linie erhalten bleibt und das Becken nicht verdreht wird oder absinkt. Die Brücke darf nicht durchhängen.

Infobox

Diese Übung wird in der Rückenrehabilitation eingesetzt. Wenn sie gut beherrscht wird, ist zu empfehlen, die gleiche Übung mit dem Gymnastikball (siehe Übung 33) zu erweitern.

Beteiligte Muskeln & Regionen:
Alle Muskeln unter der „Brücke“: Rücken, Gesäß und Beinrückseite, Wirbelsäule

Lendenwirbelsäule – Kräftigung – 53

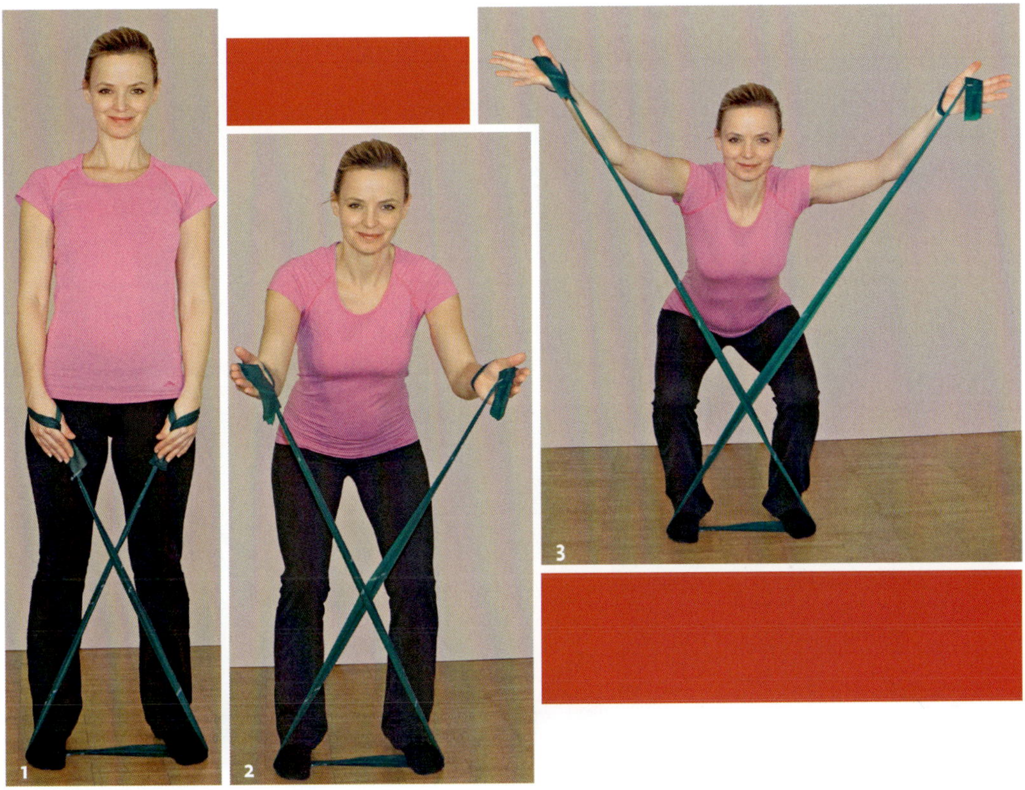

LWS und gesamter Körper

Ausgangsstellung: Hüftbreiter Stand, auf das elastische Band in der Mitte draufsteigen, vorne verkreuzen und um die Hände wickeln.

Durchführung: Langsam eine Kniebeuge machen. Dabei mit den Armen nach vorne, seitlich und oben wandern, bis das Band gut gespannt ist. Beide Knie spannen eher nach außen. Mit dem Gesäß weit nach hinten wandern, als ob man sich auf einen Hocker setzen wollte. In der Kniebeugeposition 3 Sekunden bleiben und danach wieder in die Ausgangsstellung zurück.

Variante: Die Kniebeugenstellung in der Hocke halten, nur die Arme bewegen sich nach oben und unten.

Dauer/Wiederholung: 20–30-mal wiederholen

Infobox

Bei dieser fortgeschrittenen Übung mit dem elastischen Band werden sehr viele Muskeln im Körper angesprochen. Am besten vor einem Spiegel durchführen, da bei dieser Übung oft ausgewichen wird und man vor dem Spiegel eine bessere Kontrolle über die Übung hat.

Beteiligte Muskeln & Regionen:

LWS, Rücken, Bauchmuskulatur, Arme und Beine

Lendenwirbelsäule – Kräftigung – 54

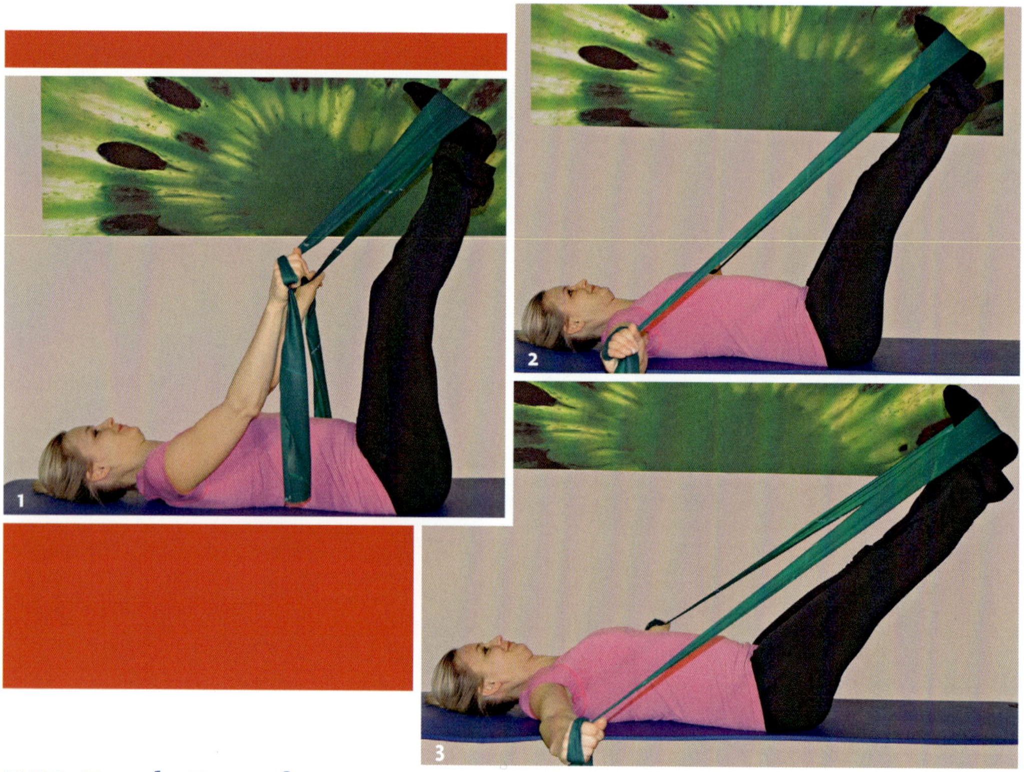

LWS, Bauch, Rumpf

Ausgangsstellung: Rückenlage auf einer Matte. Der Kopf ist in einer Doppelkinnposition abgelegt. Das elastische Band um die geschlossenen Fußsohlen legen und an den Enden um die Hände wickeln.

Durchführung: Mit beiden Armen am Band Spannung aufbauen und seitlich Richtung Unterlage ziehen. Gleichzeitig die beiden geschlossenen Beine Richtung Boden strecken, jedoch nur soweit, wie die Spannung in der LWS gehalten werden kann. Diese darf nicht von der Matte abheben! Danach wieder in die Ausgangsstellung zurückkehren. Die gesamte Wirbelsäule sollte während des Bewegungsablaufes immer auf der Matte gehalten werden können. Es sollten deutliche Ermüdungserscheinungen in der Bauchmuskulatur wahrgenommen werden.

Dauer/Wiederholung: 20–30-mal wiederholen.

Infobox

Nach Abklingen akuter Schmerzphasen in der LWS und bei vorher schon gut erlernter Stabilisierung der Muskulatur kann diese fortgeschrittene Übung einen hohen Muskelzuwachs in der Bauch-, Rumpf- und Rückenmuskulatur bringen. Auch bei Neigung zu Hohlkreuz sehr zu empfehlen.

Beteiligte Muskeln & Regionen:
LWS, Bauch und Rumpfmuskulatur, Arme und Beine

Lendenwirbelsäule – Verweise

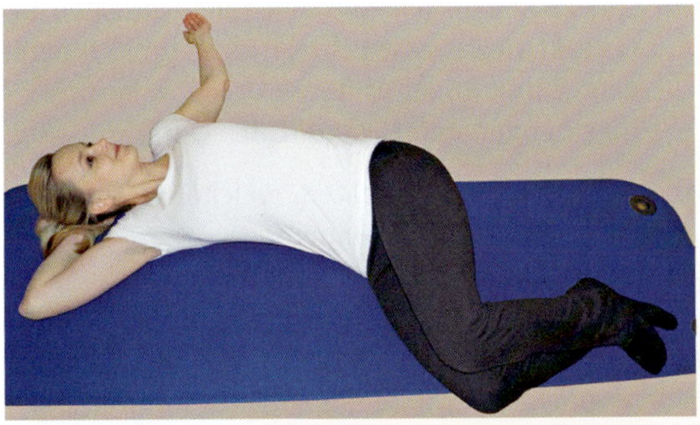
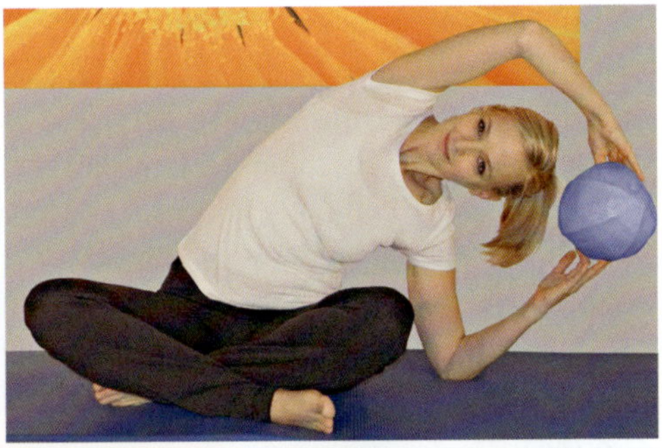
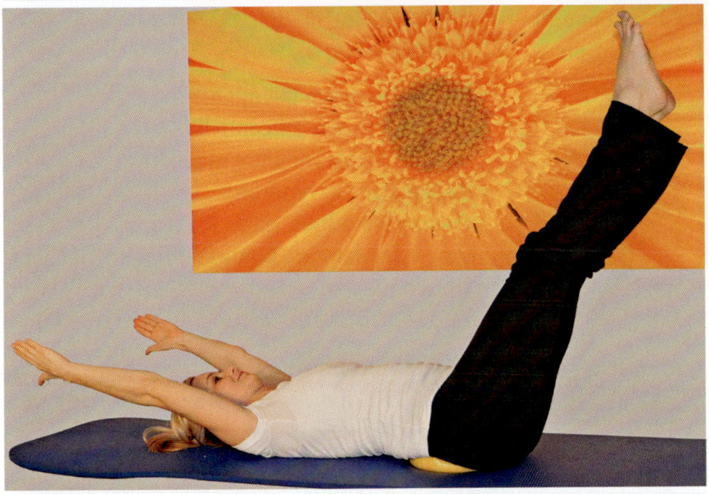
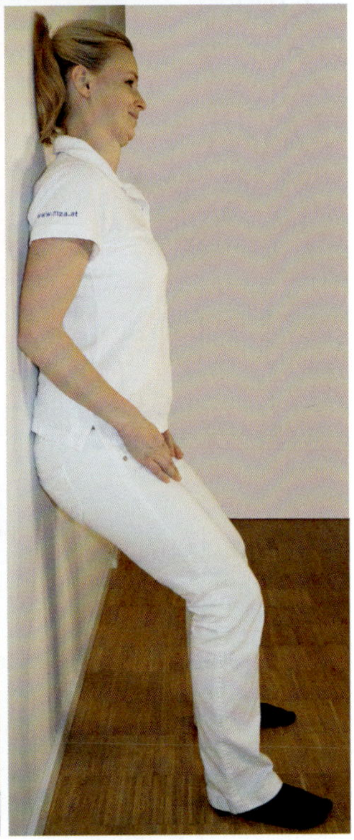
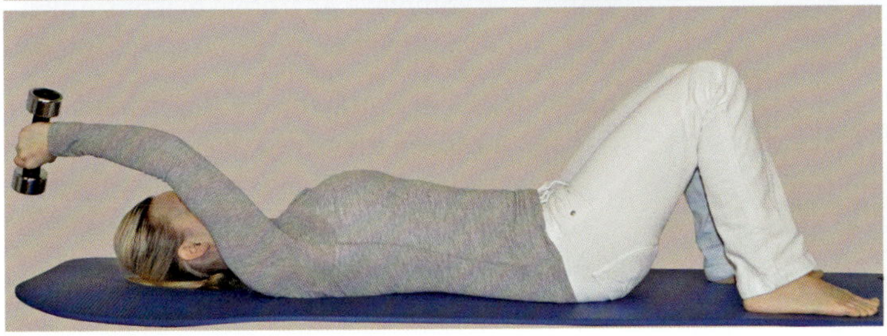

Die folgenden Übungen aus anderen Kapiteln sind auch besonders gut für die LWS geeignet.

Übung 8 (HWS)
Übung 10 (BWS)
Übung 11 (BWS)
Übung 12 (BWS)
Übung 13 (BWS)
Übung 14 (BWS)
Übung 15 (BWS)
Übung 17 (BWS)
Übung 19 (BWS)
Übung 20 (BWS)
Übung 21 (BWS)
Übung 22 (BWS)
Übung 23 (BWS)
Übung 24 (BWS)
Übung 67 (Arme)
Übung 68 (Arme)
Übung 72 (Arme)
Übung 81 (Beine)
Übung 84 (Beine)
Übung 85 (Beine)
Übung 86 (Beine)
Übung 87 (Beine)
Übung 88 (Beine)
Übung 92 (Beine)
Übung 94 (Beine)
Übung 95 (Beine)
Übung 96 (Beine)
Übung 100 (Beine)

Arme und Schultern

Einleitung

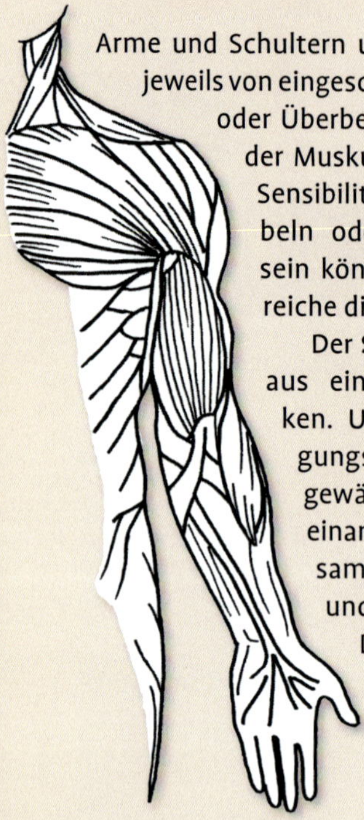

Arme und Schultern umfassen Bereiche, die jeweils von eingeschränkter Beweglichkeit oder Überbeweglichkeit, Schwäche der Muskulatur, Schmerzen oder Sensibilitätsstörungen wie Kribbeln oder Taubheit betroffen sein können. Die zentralen Bereiche dieser Region:

Der **Schultergürtel** besteht aus einer Reihe von Gelenken. Um den großen Bewegungsumfang der Arme zu gewährleisten, ist ein aufeinander abgestimmtes Zusammenspiel der Muskeln und Gelenke notwendig. Das Training der Schultermuskeln ist besonders wichtig, da die Schulter selbst ein rein muskelgesichertes Gelenk ist.

Beispiele für Aktivitäten, welche Beschwerden in der Schulter auslösen können:

- Arbeiten über Kopf
- Mit der Hand auf den Rücken greifen, Angurten im Auto
- Tragen von schweren Gegenständen
- Auf der Schulter liegen
- Sportarten mit Betonung auf Werfen oder Schlagen (z. B. Tennis, Golf)

Häufige Probleme in Arm bzw. Schulter:

- Impingement, Frozen shoulder
- Instabilität, Verspannungen und muskuläre Schwächen, Sportverletzungen, Verstauchungen, Zerrungen
- Arthrosen, Toracic-Outlet-Syndrom
- Postoperative Zustände: Akromioplastik, Rotatorenmanschettennaht, operativ versorgte Humerusfraktur, Schulterprothese

Das **Ellbogengelenk** besteht aus vier einzelnen Gelenken, die in der Bewegung harmonisch zusammenspielen sollen. Die Funktionsfähigkeit spielt bei Alltagsaktivitäten wie Essen, Trinken und Körperpflege eine große Rolle. In diesem Gelenkskomplex kann man beugen, strecken und (den Unterarm) drehen.

Beispiele für Aktivitäten, welche Beschwerden im Ellbogen auslösen können:

- Alltagstätigkeiten: Essen, Trinken, Haare waschen und kämmen
- Haushaltstätigkeiten, Stricken, Häkeln, Bügeln
- Sportarten wie Tennis, Golf, Badminton, Handball
- Arbeiten am PC (Maus), als Musiker, Fleischer, Zimmermann, Friseur

Häufige Probleme Ellbogen:

- Tennisellbogen (Epicondylitis lateralis) und Golferellbogen (Epicondylitis medialis)
- Radialistunnelsyndrom
- Einschränkungen nach Frakturen, Verstauchungen oder langen Ruhigstellungen nach Operationen
- Muskuläre Überbelastung und Verspannungen

Der **Handkomplex** ist ein umfassendes feinmotorisches Greif- und Ausführungsinstrument mit sehr feiner Struktur und Funktion. Auch als Gefühls- und Tastorgan hat die Hand hoch spezialisierte Fähigkeiten. Die komplexe Anatomie macht sie allerdings auch anfällig für Verletzungen und Pathologien.

Beispiele für Aktivitäten, die Beschwerden in den Händen auslösen können:

- Alltagstätigkeiten: Essen, Trinken, Körperpflege
- Haushalts- und Handwerkstätigkeiten
- Alle Sportarten mit Beteiligung der Hände
- PC- und insbesondere Mausarbeit, Schreiben

Häufigste Probleme in der Hand:

- Karpaltunnelsyndrom, Rhitzarthrose
- Complex Regional Pain Syndrom (CRPS)
- Verletzungen, Verstauchungen, Operationen
- Neurologische Störungen und Probleme, z. B. nach Schlaganfällen, Nervenentzündungen, Bandscheibenproblemen in der HWS

Aktives Üben, Dehnen, Mobilisieren und Kräftigen ist in den vorgestellten Bereichen ebenso wichtig zur Prävention bzw. Rehabilitation wie entlang der Wirbelsäule. Im folgenden Kapitel werden Übungen für alle Bereiche präsentiert.

Arme und Schultern – Dehnung – 55

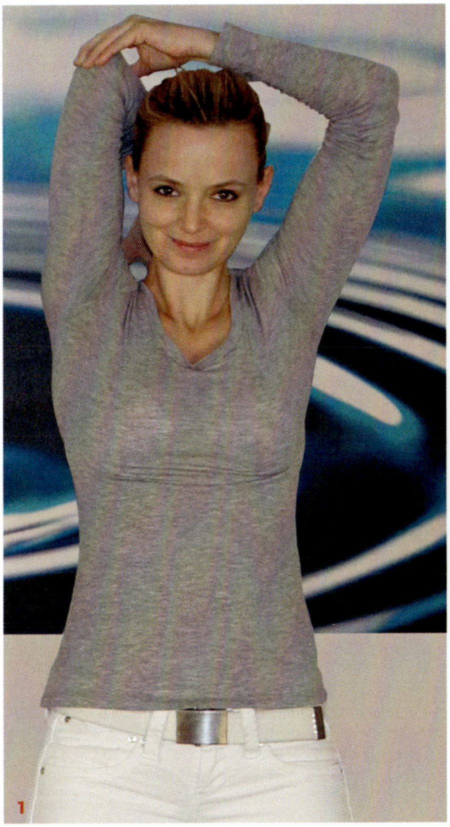

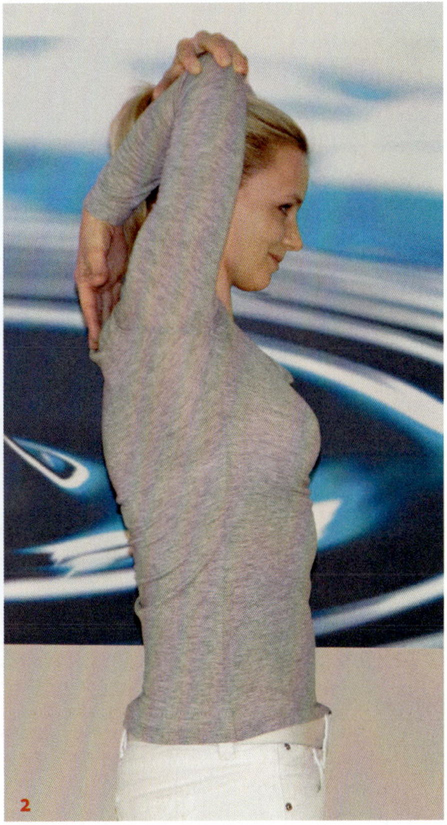

Rückseite Oberarm

Ausgangsstellung: Stand, Kopf in leichter Doppelkinnposition, Knie leicht gebeugt, kein Hohlkreuz.

Durchführung: Einen Arm hinter die Schulter bringen und am Ellbogen mit der anderen Hand umfassen. Soweit hinter den Körper ziehen, dass starker Dehnzug auf die Rückseite des Oberarmes kommt. Darauf achten, mit der Lendenwirbelsäule nicht ins Hohlkreuz zu gehen.

Dauer/Wiederholung: 20 Sekunden pro Seite, 3 Serien

Infobox

Der Trizeps (m. trizeps brachii) ist Antagonist und Synergist des Bizeps (m. bizeps brachi). Aufgrund seines Verlaufs – er zieht über Schulter und Ellbogengelenk – wird er als zweigelenkiger Muskel bezeichnet. Deshalb ist diese Dehnung sowohl bei Schulter- als auch bei Ellbogenproblemen sinnvoll.

Beteiligte Muskeln:
m. trizeps brachii

Arme und Schultern – Dehnung – 56

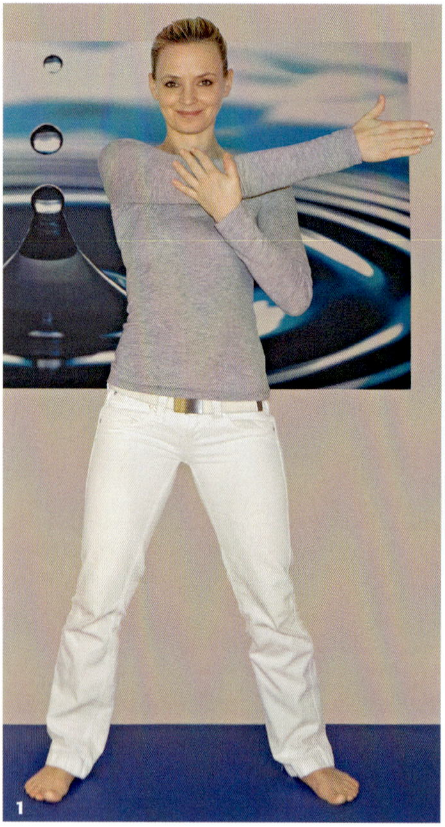
1

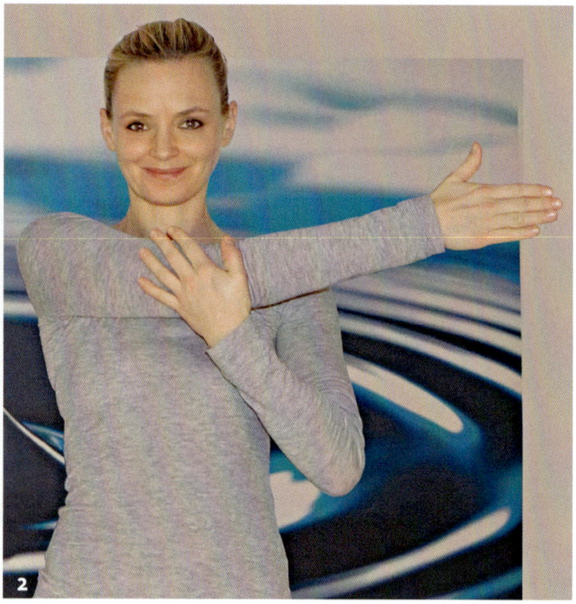
2

Hinterer Schultergürtel

Ausgangsstellung: Stand, Kopf in leichter Doppelkinnposition, Knie leicht gebeugt, kein Hohlkreuz.

Durchführung: Den zu dehnenden Arm mithilfe des anderen Arms so weit wie möglich zur anderen Körperseite bringen, bis ein starker Zug im hinteren, seitlichen Schulterbereich spürbar wird.

Dauer/Wiederholung: 20 Sekunden pro Seite, 3 Serien

Infobox

Eine wichtige Dehnung bei Nacken-, aber auch bei Schulterbeschwerden, da die Muskeln des Nackens zum Teil zur Schulter ziehen und Nackenbeschwerden oft in die Schulter ausstrahlen.
Achtung: Nicht mit einer Oberkörperdrehung ausweichen!

Beteiligte Muskeln & Regionen:
m. trapezius, Rotatorenmanschette, m. deltoideus – hinterer und seitlicher Anteil

Arme und Schultern – Dehnung – 57

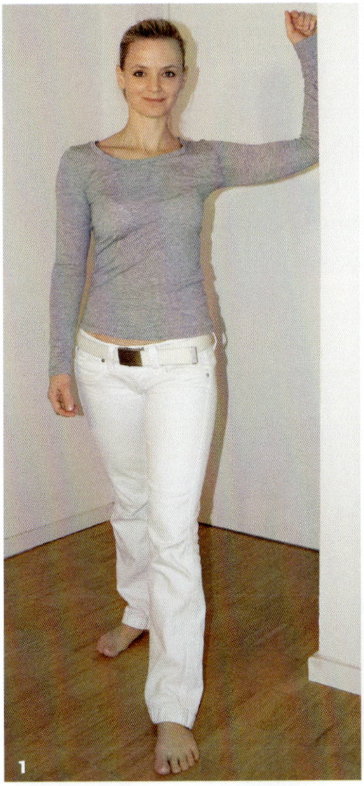

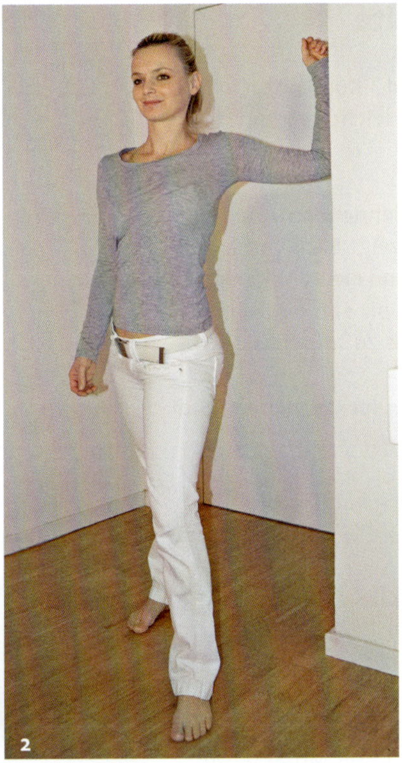

Brustmuskulatur

Ausgangsstellung: Stand, leichter Ausfallschritt, den Unterarm im 90°-Winkel an der Wand oder einem Türstock ablegen.

Durchführung: Drehen des Oberkörpers so weit nach vorne, dass starker Zug im Brustbereich zu spüren ist.

Vorsicht: Der Ausfallschritt ist wichtig, damit beim Drehen nicht in der Lendenwirbelsäule ins Hohlkreuz ausgewichen wird.

Dauer/Wiederholung: 20 Sekunden pro Seite, 3 Serien

Infobox

Speziell bei der Arbeit am Bildschirm wandern Kopf und Schulter tendenziell nach vorne, wodurch sich die Brustmuskeln verkürzen. Dies hat eine negative Auswirkung auf die Wirbelsäule, da die Muskeln hinten verstärkt arbeiten müssen. Auf Dauer führt das zu einer stärkeren Rundung in der Brustwirbelsäule. Die ohnehin bereits überlastete Nackenmuskulatur verspannt sich dadurch noch mehr. Der Teufelskreislauf kann durch ausgleichende Dehnungsübungen wie diese unterbrochen werden.

Beteiligte Muskeln & Regionen:
m. pectoralis major et minor, m. coracobrachialis

Arme und Schultern – Dehnung – 58

Unterarm Innenseite

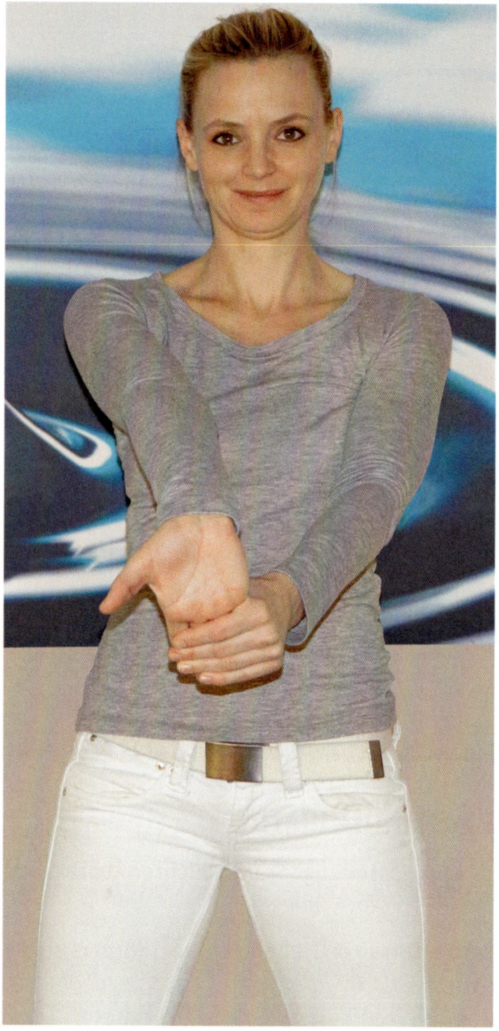

Ausgangsstellung: Stand, Kopf in leichter Doppelkinnposition, Knie leicht gebeugt, kein Hohlkreuz.

Durchführung: Den zu dehnenden Arm ausstrecken, die Handfläche zeigt nach vorne und unten. Mit der anderen Hand die Handfläche so weit nach hinten dehnen, bis starker Dehnzug im Bereich des Unterarmes zu spüren ist.

Die Schultern sollen dabei locker bleiben und nicht nach oben gezogen werden.

Dauer/Wiederholung: 20 Sekunden pro Seite, 3 Serien

Infobox

Gerade Menschen mit vorwiegend sitzenden Tätigkeiten oder einseitigen Belastungen im Beruf oder Sport leiden oft an Überlastungssyndromen („Mausarm“, „Tennis-, Golferellbogen“). Durch die Dehnung dieser Muskelgruppen kommt es aufgrund vermehrter Durchblutung zu einer Erleichterung. Eine wichtige Dehnung auch bei Karpaltunnelsyndrom zur Steigerung der lokalen Durchblutung im Handgelenk!

Beteiligte Muskeln & Regionen:
Alle Unterarmreflexoren, m. bizeps brachii

Arme und Schultern – Dehnung – 59

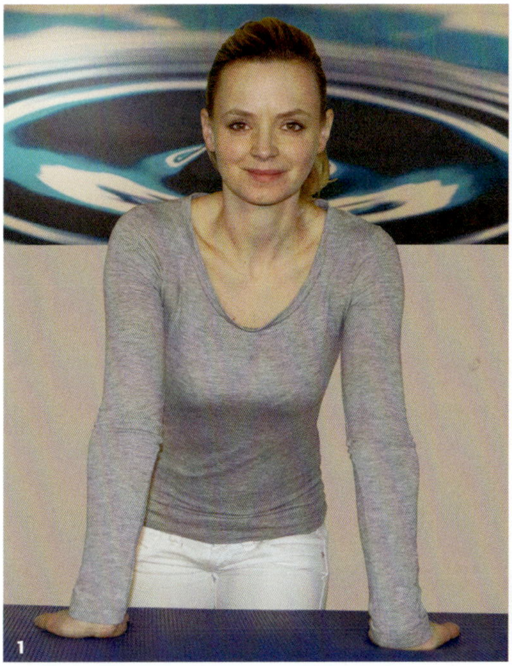
1

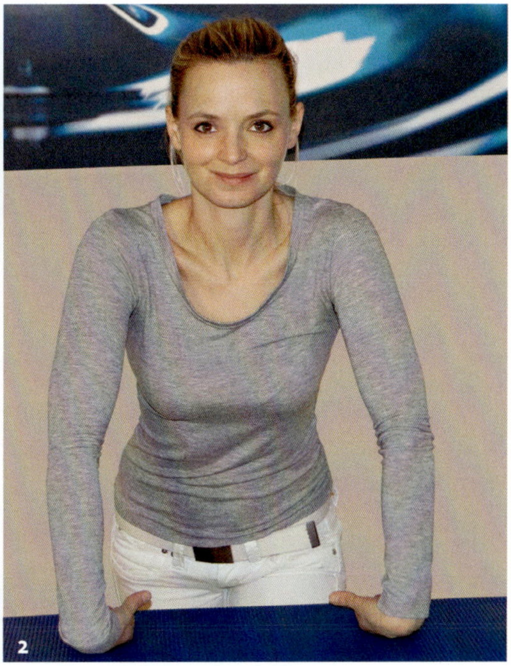
2

Unterarm innen und außen

Ausgangsstellung: Stand, beide Hände auf einen Tisch stützen. Tischhöhe etwa so, dass der Schultergürtel entspannt bleibt.

Durchführung: Unterarminnenseite: Die Handflächen auf einem Tisch ablegen, die Finger zeigen nach hinten. Anschließend mit dem gesamten Oberkörper langsam nach vorne beugen, bis ein starker Dehnzug entlang der Innenseite des Unterarmes spürbar wird. Die komplette Handfläche bleibt dabei auf der Unterlage!

Unterarmaußenseite: Die Handrücken auf dem Tisch ablegen, die Finger zeigen nach hinten Richtung Körper. Mit dem gesamten Körpergewicht nach hinten (weg vom Tisch) wandern, bis ein starker Dehnzug auf der Vorderseite der Unterarme spürbar wird. Die Handrücken nicht abheben!

Dauer/Wiederholung: 20 Sekunden pro Seite, Pause, 3 Serien

Infobox

Diese Dehnungen sind meist intensiv zu spüren, da durch die hohe Beanspruchung der Unterarmmuskulatur im Alltag oft Überlastungserscheinungen und Verspannungen in diesem Bereich auftreten. Den Zug daher langsam und vorsichtig aufbauen! In akuten Phasen ist Übung 58 eine gute Alternative.

Beteiligte Muskeln & Regionen:
Unterarminnen- und -außenseite

Arme und Schultern – Kräftigung – 60

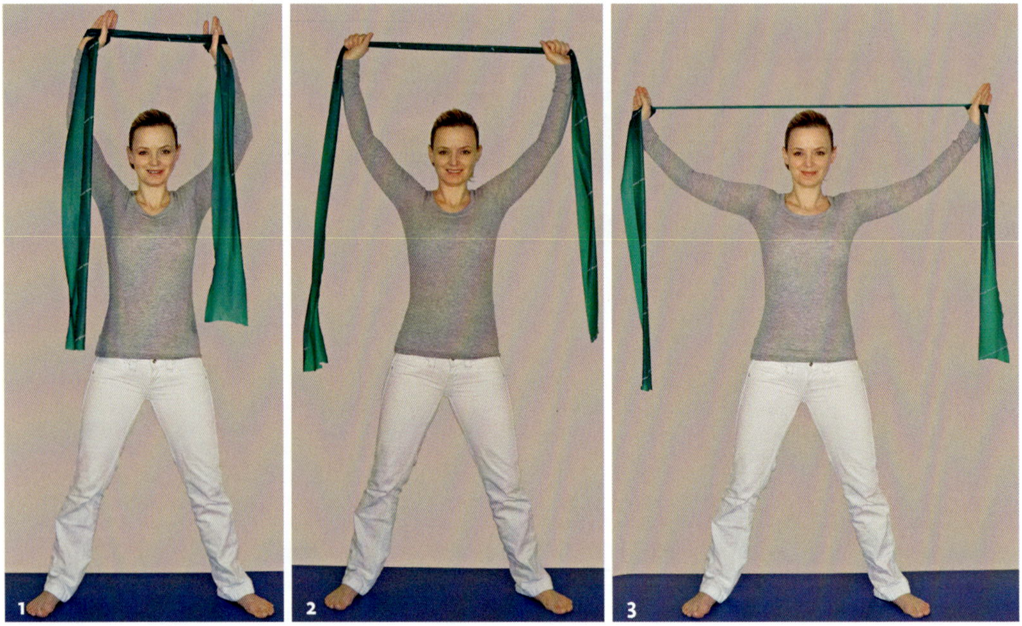

Kräftigung Arme und Schultern

Ausgangsstellung: Breiter Stand, ein elastisches Band ist um die Handflächen gewickelt, die Arme sind ausgestreckt und zeigen nach oben. Kein Hohlkreuz, Kniegelenke sind etwas gebeugt, leichte Doppelkinnposition.

Durchführung: Die gestreckten Arme über dem Kopf langsam auseinander ziehen, bis ein starker Zug auf das Band kommt. Danach wieder in die Ausgangsposition zurück, wobei das Band immer leicht auf Zug sein sollte. Aufrechte Haltung beibehalten! Während der Bewegung dürfen sich nur die Arme bewegen, der Rest des Körpers spannt sich an und stabilisiert sich.

Dauer/Wiederholung: 15–20-mal, Pause, 3 Serien

> **Infobox**
> Wichtig ist bei der Übung, dass eine vollständige Beweglichkeit der Schultergelenke gegeben sein muss. Es dürfen keine Schmerzen auftreten! Falls dies nicht möglich ist, vom Therapeuten anpassen lassen. Nach Abklingen akuter Phasen ist diese Übung hervorragend geeignet um Kraft in Schultern und Armen aufzubauen.

Beteiligte Muskeln & Regionen:
Schulterbereich, Armmuskeln, Schulterblattmuskulatur

Arme und Schultern – Kräftigung – 61

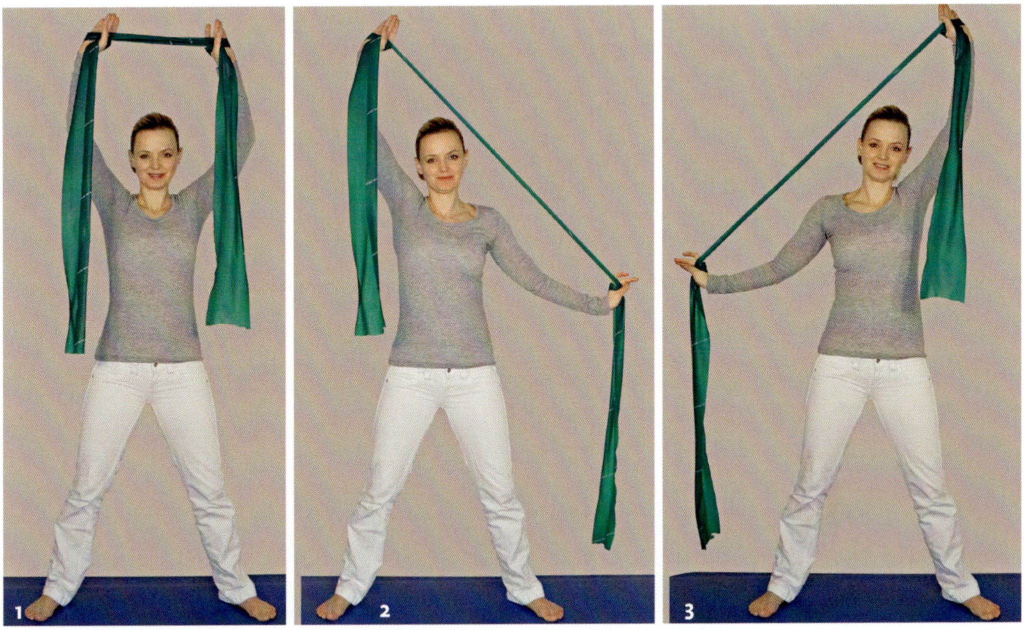

Kräftigung Arme und Schultern

Ausgangsstellung: Breiter Stand, ein elastisches Band ist um die Handgelenke gewickelt, die Arme befinden sich über dem Kopf. Kein Hohlkreuz, Kniegelenke sind etwas gebeugt, leichte Doppelkinnposition.

Durchführung: Mit einer Hand das elastische Band zur Seite und nach unten Richtung Boden ziehen, bis das Band stark auf Zug kommt. Mit der anderen Hand ruhig dagegen halten. Danach wieder in die Ausgangsstellung zurück, das Band bleibt immer etwas auf Zug. Wichtig bei der Kräftigungsübung ist, dass sich wirklich nur die Arme bewegen und der Rest des Körpers aufrecht und ruhig bleibt.

Dauer/Wiederholung: 5-mal pro Seite, Pause, 3–5 Serien

Infobox

Wie bei Übung 60 muss auch hier die volle Schulterbeweglichkeit und Schmerzfreiheit gegeben sein um die Übung korrekt durchführen zu können. Deshalb ist sie eher als Prävention oder am Ende der Rehabilitation zu empfehlen. Bei optimalem Verlauf einer Therapie sollte es am Ende zur vollen Beweglichkeit ohne Schmerzen kommen. Diese Übung kann man daher in vielen Fällen als Zielübung definieren.

Beteiligte Muskeln:
Schulterbereich, Armmuskeln, Schulterblattmuskulatur

Arme und Schultern – Kräftigung – 62

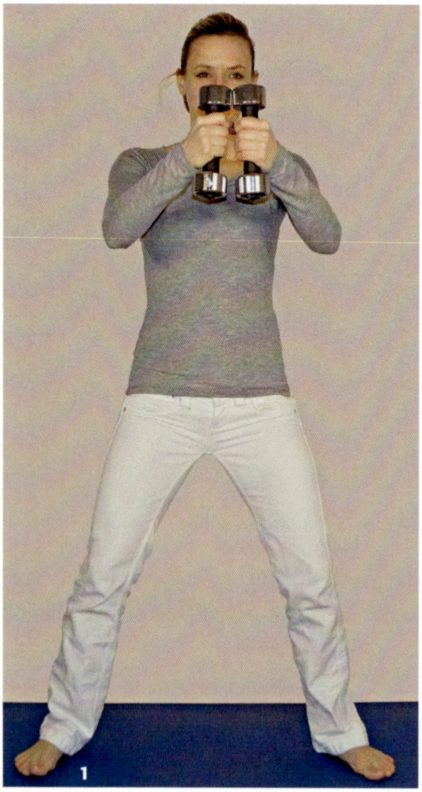

1

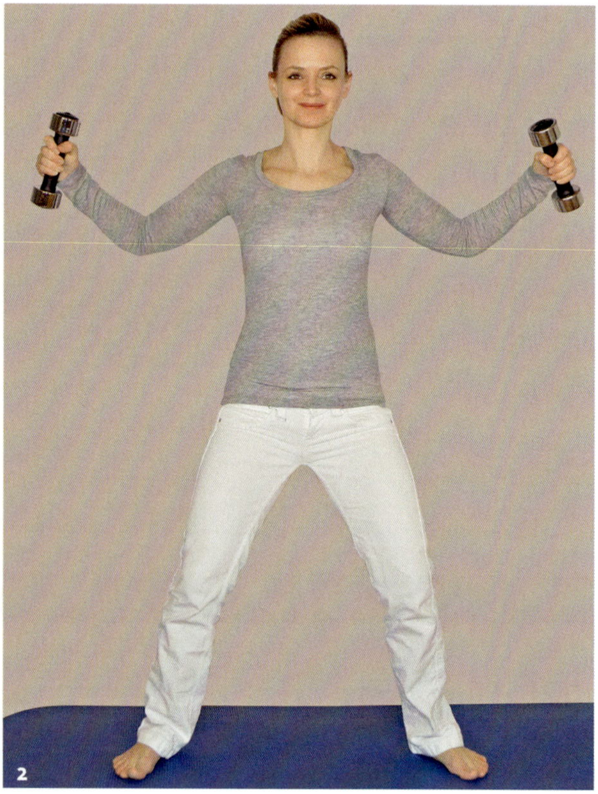

2

Kräftigung Arme und Rumpfbereich

Ausgangsstellung: Breiter Stand, Kniegelenke etwas gebeugt, kein Hohlkreuz machen, Kinn in Doppelkinnposition. Beide Arme auf Schulterhöhe. In beide Hände eine Hantel nehmen (Bild 2kg).

Durchführung: Arme anheben, vor der Brust zusammenführen und anschließend mit leicht gebeugten Ellbogen auseinanderziehen. Dabei gehen beide Schulterblätter nach hinten und unten zusammen. Danach wieder vorne zur Brust in die Ausgangsposition. Den Schultergürtel dabei immer locker lassen und nicht nach oben Richtung Ohren ziehen, da man sonst Verspannungen im Nacken provoziert.

Dauer/Wiederholung: 15–mal, Pause, 3 Serien

Infobox

Will man einen Kräftezuwachs in der Muskulatur erzielen, sollte ein Gewicht gewählt werden, welches man nach 15 Wiederholungen stark spürt. Um Ausweichen zu verhindern, trainiert man am besten vor einem Spiegel. Brust- und Armmuskeltraining sollte Bestandteil jedes ausgewogenen Trainings sein.

Beteiligte Muskeln & Regionen:

Brustmuskel (m. pectoralis major et minor), Schulterblattmuskulatur, gesamte Arme

Arme und Schultern – Kräftigung – 63

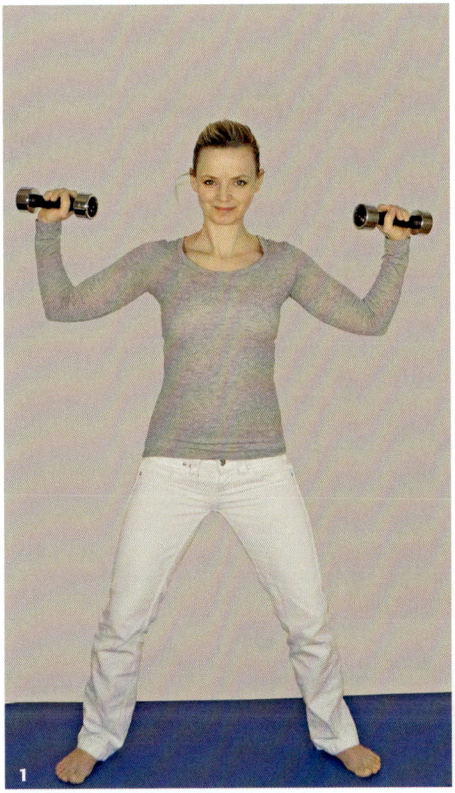
1

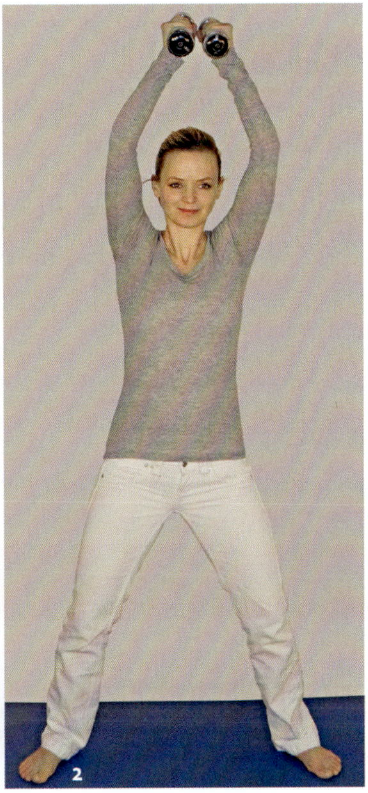
2

Kräftigung Arme und Schultern

Ausgangsstellung: Breiter Stand, kein Hohlkreuz, leichtes Doppelkinn, ca. 2–6 kg Hantel in beide Hände

Durchführung: Hanteln mit gebeugten Ellbogen über dem Kopf zusammenführen. Oben kurz halten und dann wieder in die Ausgangsposition zurück. Die aufrechte Haltung der Wirbelsäule ohne Hohlkreuz und in Doppelkinnposition während der Bewegung nicht verlieren. Das Gewicht so wählen, dass nach drei Serien zu 15 Wiederholungen eine deutliche Ermüdungserscheinung in den Armen spürbar ist. Am besten zur Kontrolle der Ausführung vor einem Spiegel üben.

Dauer/Wiederholung: 15-mal, Pause, 3 Serien

Infobox

Diese Übung erfordert ein volles und schmerzfreies Bewegungsausmaß, sollte mit dem richtig gewählten Gewicht anstrengend sein und ist daher als fortgeschritten einzustufen. Die korrekte Haltung ist bei dieser Art von Übung besonders wichtig, da man sonst falsche Haltungsmuster noch begünstigen kann. Am besten zu Beginn vom Therapeuten kontrollieren lassen.

Beteiligte Muskeln & Regionen:
Schulter-, Armmuskulatur, oberer Rückenbereich, Nacken und Halsmuskeln

Arme und Schultern – Kräftigung – 64

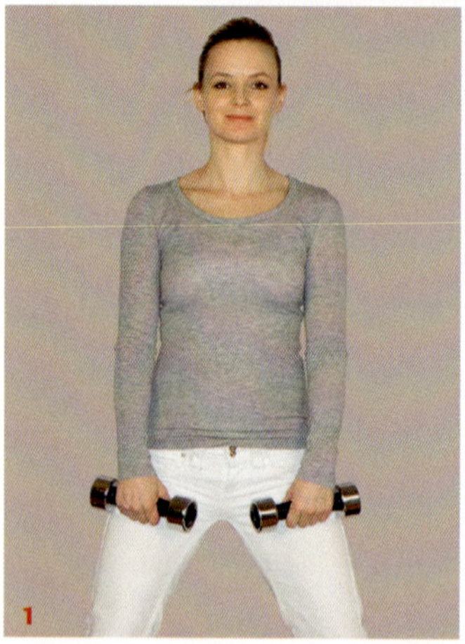

1

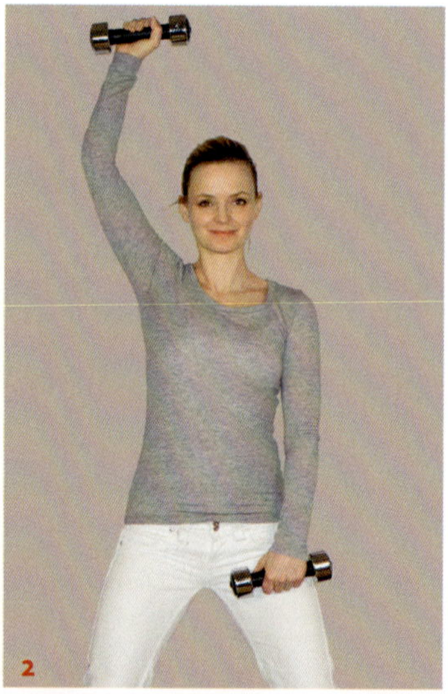

2

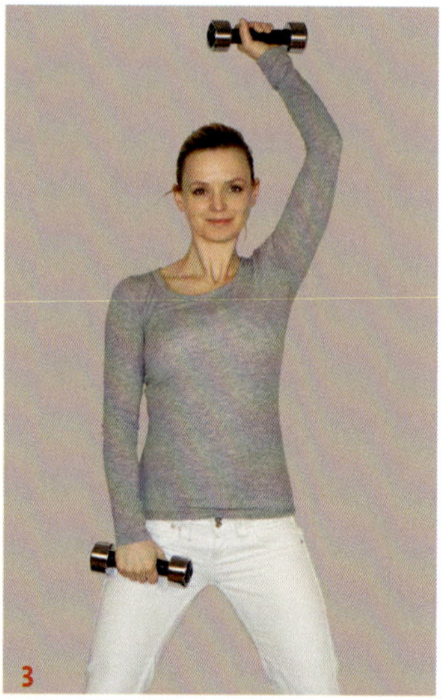

3

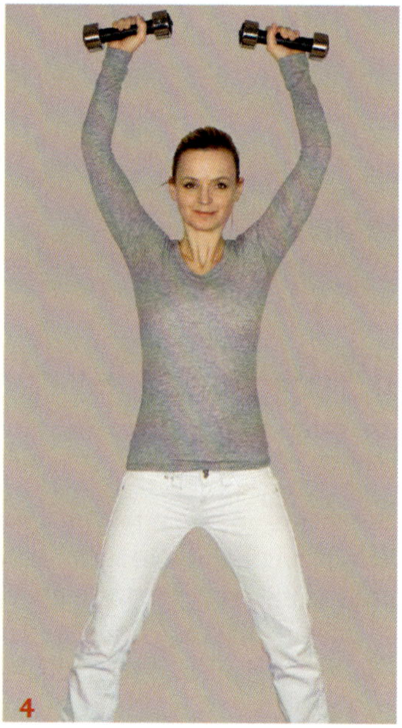

4

Kräftigung Arme und Schultern

Ausgangsstellung: Breiter Stand, kein Hohlkreuz, leichtes Doppelkinn, Hanteln (ca. 2–6 kg) in beide Hände

Durchführung: Beide Hände liegen mit den Hanteln auf den Oberschenkelvorderseiten auf. Abwechselnd einen Arm nach oben über den Kopf bringen. Danach wieder in die Ausgangsposition zurückkehren. Während der Bewegungsabfolge nur die Arme bewegen, der Rest des Körpers stabilisiert sich in der aufrechten Körperhaltung. Das Gewicht so wählen, dass nach drei Serien zu 15 Wiederholungen pro Seite eine deutliche Ermüdung eintritt. Zur Kontrolle einer korrekten Ausführung am besten vor einem Spiegel trainieren. Zur Steigerung beide Arme gleichzeitig nach oben bewegen.

Dauer/Wiederholung: 15 Wiederholungen, Pause, 3 Serien

Infobox

Nicht nur eine sehr gute Kräftigungsübung, sondern auch als Wahrnehmungsschulung für die aufrechte Körperhaltung sehr gut geeignet. Denn auch im Alltag sollte man Rücken schonend arbeiten, indem man den Rücken nicht bei jeder Kleinigkeit mitbewegt, sondern vorwiegend die Arme zum Einsatz bringt und den Rücken stabilisieren lässt. Darüber hinaus gilt auch hier das bei Übung 63 Gesagte.

Beteiligte Muskeln & Regionen:
Schulter-, Armmuskulatur, oberer Rückenbereich

Arme und Schultern – Kräftigung – 65

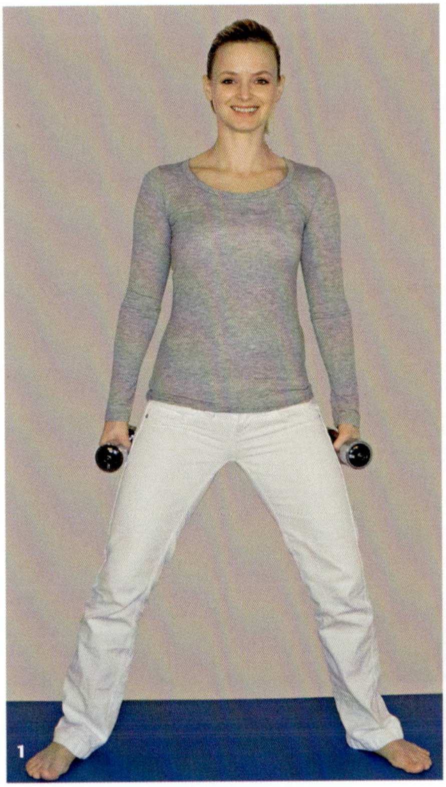

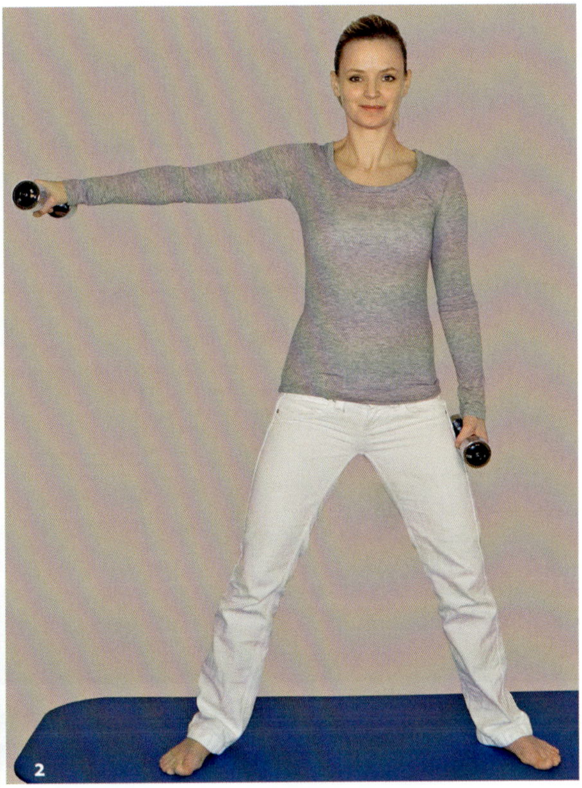

Kräftigung Armmuskulatur mit Hanteln

Ausgangsstellung: Breiter, aufrechter Stand auf einer Matte, eine mittelschwere Hantel in jeder Hand (Bild 3 kg), leichte Doppelkinnposition

Durchführung: Jeweils einen Arm im Wechsel mit einer mittelschweren Hantel seitlich auf Schulterhöhe hochheben, und danach wieder Richtung Oberschenkel absenken. Wichtig ist dabei die aufrechte Position der Wirbelsäule nicht zu verlieren.

Steigerung: Beide Arme gleichzeitig auf Schulterhöhe bringen

Dauer/Wiederholung: 3-mal 15 Wiederholungen

Infobox

Diese Übung eignet sich in der Schulterrehabilitation gut, wenn der Arm schon schmerzfrei auf mindestens 90 Grad angehoben werden kann. Zunächst kann man ohne Gewichte beginnen, dann Hanteln zur Hilfe nehmen und das Gewicht so weit steigern, bis eine deutliche Ermüdung – allerdings ohne Schmerzen – eintritt.
Zur Kontrolle der sauberen Ausführung am besten vor einem Spiegel üben.

Beteiligte Muskeln & Regionen:
Schulter- und Armmuskulatur, Rückenmuskeln, Bauch

Arme und Schultern – Kräftigung – 66

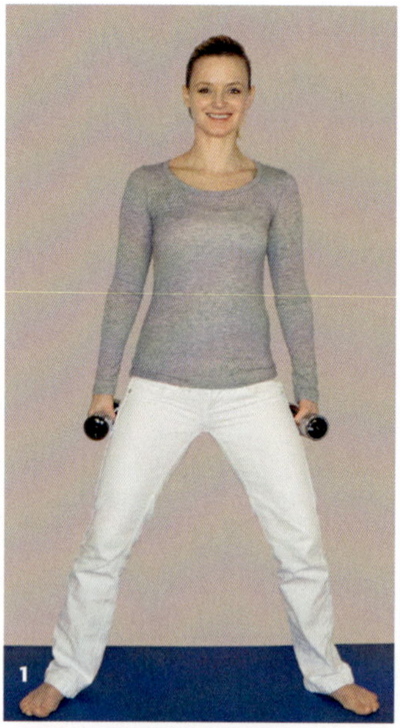

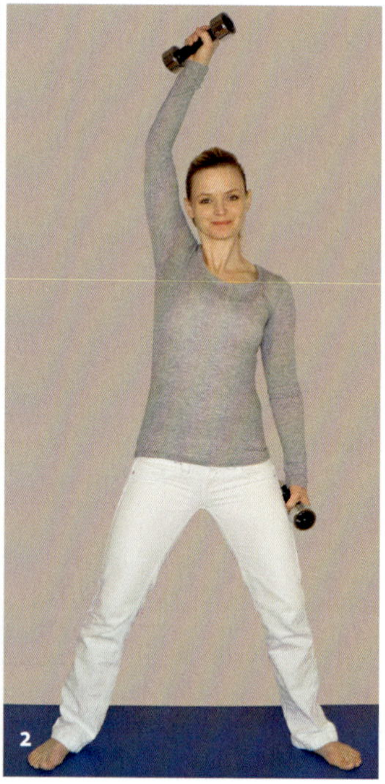

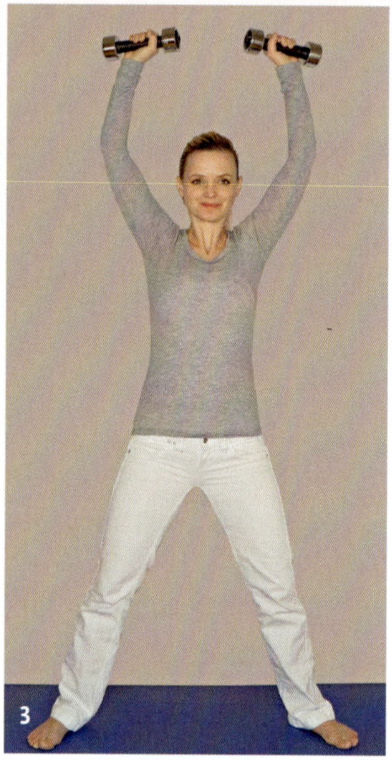

Kräftigung Armmuskulatur mit Hanteln

Ausgangsstellung: Breiter, aufrechter Stand auf einer Matte, eine mittelschwere Hantel in jeder Hand (Bild 3 kg), leichte Doppelkinnposition

Durchführung: Jeweils einen zur Seite gestreckten Arm im Wechsel bis ganz über den Kopf bringen. Danach wieder Richtung Oberschenkel absenken. Wichtig ist die aufrechte Körperhaltung während der gesamten Übung nicht zu verlieren und das Gewicht so wählen, dass es nach drei Serien zu 15 Wiederholungen anstrengend ist. Am besten vor einem Spiegel üben.

Steigerung: Beide Arme gleichzeitig gestreckt über den Kopf bringen.

Dauer/Wiederholung: 3-mal 15 Wiederholungen

Infobox

Diese Übung kann als Steigerung von Übung 65 gesehen werden und stellt einen echten Fortschritt in der Rehabilitation dar, da die volle Schulterbeweglichkeit vorhanden sein muss um sie korrekt und schmerzfrei durchführen zu können. Eine Übung, die man als Therapieziel bei Einschränkungen in diese Richtung definieren kann.

Beteiligte Muskeln & Regionen:
Schulter- und Armmuskulatur, Rückenmuskeln, Bauch

Arme und Schultern – Kräftigung – 67

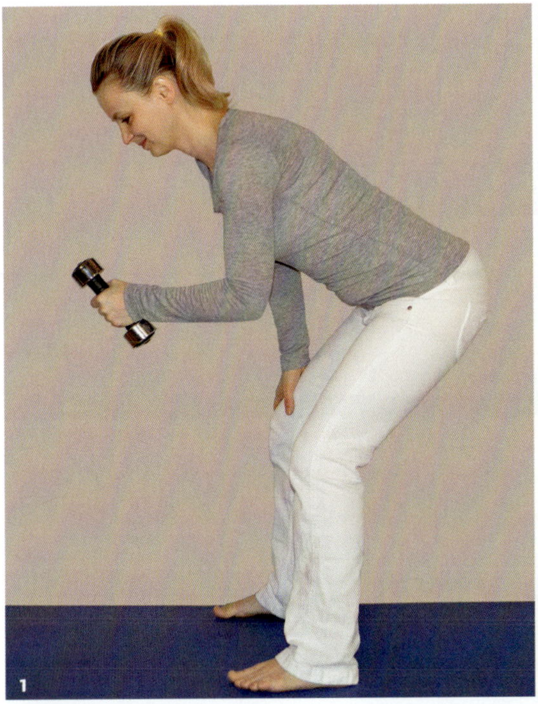

1

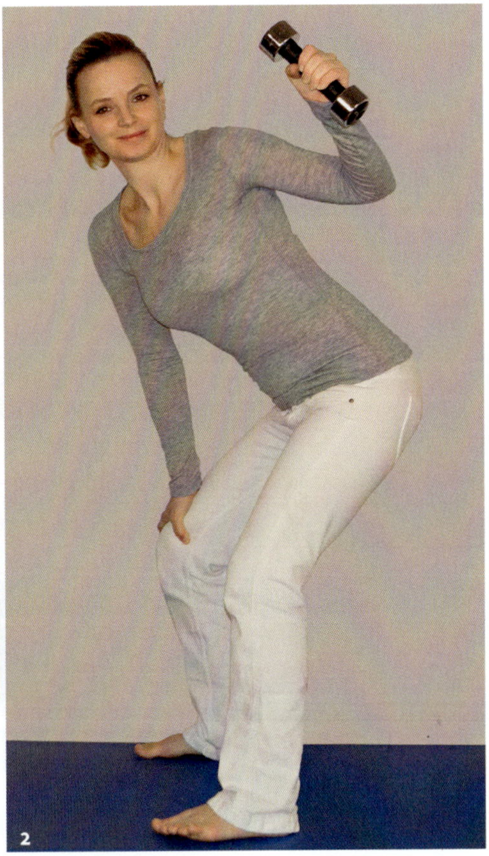

2

Kräftigung Arme und Schultern

Ausgangsstellung: Hüftbreiter Stand, mit einer Hand am Oberschenkel abstützen und dabei den Oberkörper nach vorne lehnen, Kopf in leichter Doppelkinnposition, Blick zum Boden gerichtet, eine mittelschwere Hantel (Bild 3kg) in der anderen Hand.

Durchführung: Den Arm mit der Hantel langsam nach oben und seitlich aufdrehen bis keine Drehung in der Brustwirbelsäule mehr möglich ist. Mit dem Kopf nachschauen und anschließend wieder in die Ausgangsposition zurückkehren. Mit der LWS nicht ins Hohlkreuz ausweichen. Die Beine bleiben immer fix am Boden.

Dauer/Wiederholung: 3-mal 15 Wiederholungen pro Seite

Infobox

Diese Kräftigungsübung wird sehr vielseitig in der Therapie eingesetzt. Erst kann ohne Hantel begonnen werden. Klassisch in der Schulterrehabilitation, bei Rückenproblemen, Bandscheibenvorfällen, wo die Drehfähigkeit der Wirbelsäule wieder erarbeitet wird, aber auch bei Neigung zu Rundrücken kann durch diese gezielte Kraftübung zu einer besseren, aufrechteren Haltung beigetragen werden. Zur Kontrolle der sauberen Ausführung am besten vor einem Spiegel üben.

Beteiligte Muskeln & Regionen:
gesamte Arm- und Schultermuskulatur, gesamte Wirbelsäule

Arme und Schultern – Kräftigung – 68

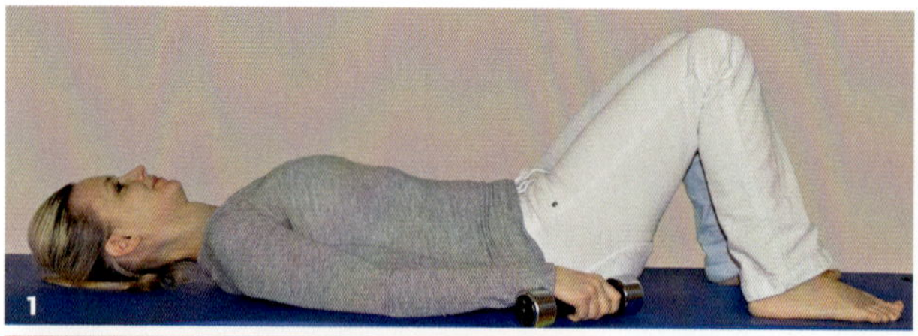

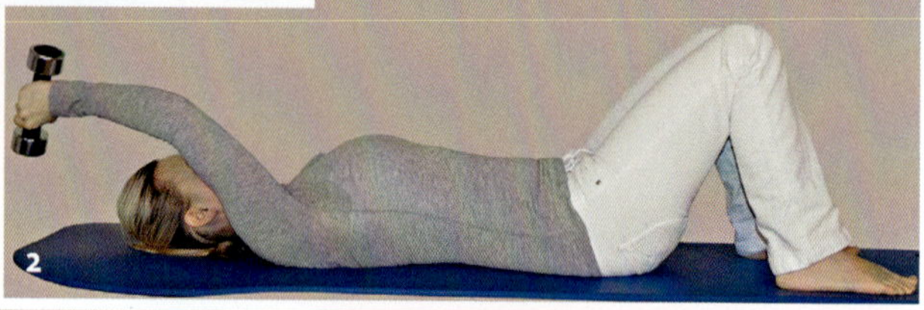

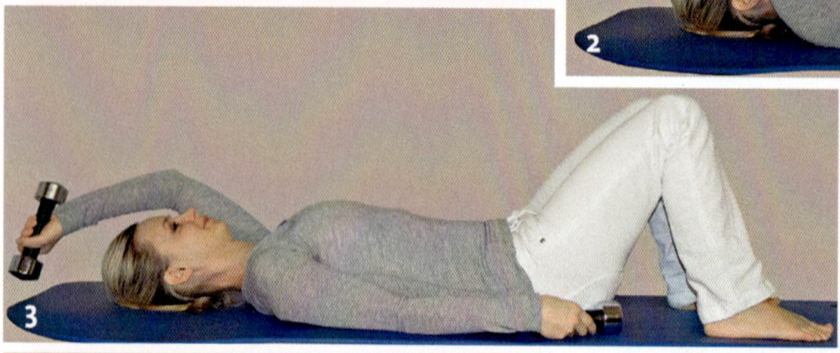

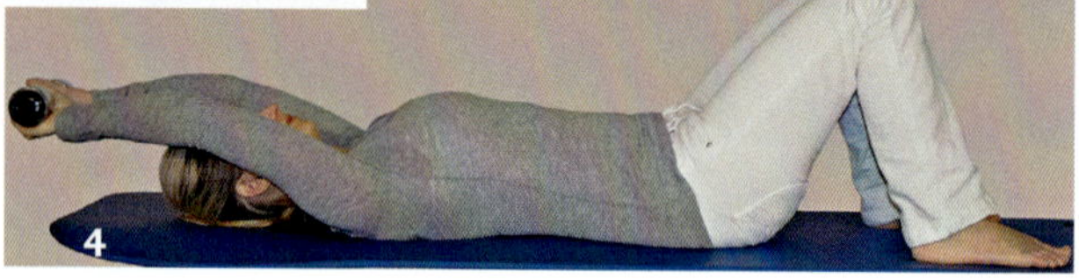

Kräftigung Schultern und Arme mit Hanteln in der Rückenlage

Ausgangsstellung: Rückenlage mit aufgestellten Beinen auf einer Matte. Beide Arme seitlich abgelegt, Kopf in Doppelkinnposition, in jeder Hand eine Hantel.

Durchführung: Abwechselnd einen Arm mit Hantel über den Kopf bringen, hinten aber nicht auf der Matte ablegen, da man sonst die Spannung in der Muskulatur verliert. Danach wieder zur Ausgangsposition zurück.

Steigerung: Beide Arme gleichzeitig über den Kopf nach hinten bringen.

Wichtig ist, dass die Wirbelsäule während der gesamten Übung auf der Matte aufliegen muss! Mit dem Bauch dagegen spannen!

Dauer/Wiederholung: 3-mal 15 Wiederholungen pro Seite, einseitig sowie beidseitig

Infobox

Diese Übung ist meist ein fixer Bestandteil in der Schulterrehabilitation und wird zunächst ohne Gewichte durchgeführt. Je weiter man schmerzfrei mit dem Arm nach hinten kommt, desto besser ist das Training für die Schulter. Wichtig ist nur, wirklich darauf zu achten dass die Wirbelsäule nicht ins Hohlkreuz abhebt, denn dadurch kann man sich eine nur vermeintliche Mehrbewegung in der Schulter holen.

Beteiligte Muskeln & Regionen:

Schulter- und Armmuskulatur, Rumpfmuskulatur, Nackenmuskeln

Arme und Schultern – Mobilisierung, Kräftigung – 69

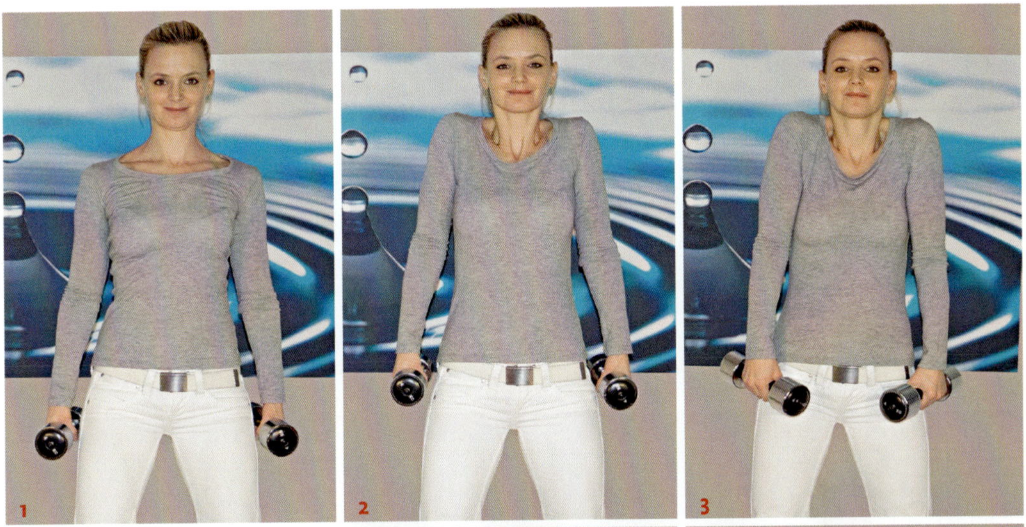

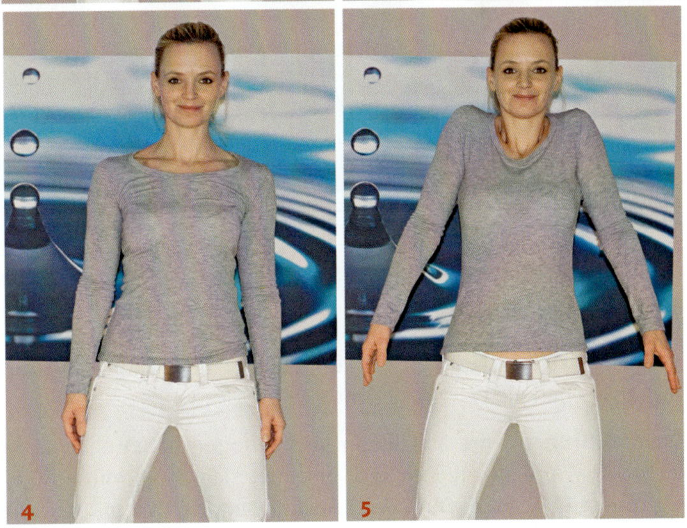

Schulter- und Nackenbereich

Ausgangsstellung: Hüftbreiter Stand, kein Hohlkreuz, leichte Doppelkinnposition

Durchführung: Beide Schultern zuerst soweit wie möglich nach oben und danach nach unten ziehen. Zur Mobilisierung ohne Gewichte durchführen.

Variante: Zum Krafttraining jeweils eine schwere Hantel in die Hand nehmen. Das Gewicht so wählen, dass bei drei Serien zu 15 Wiederholungen eine deutliche Ermüdung spürbar ist.
Als weitere Variante mit den Schultern kreisen.

Dauer/Wiederholung: 15 Wiederholungen, Pause, 3 Serien

Infobox

Bei Verspannungen im Schulter- und Nackenbereich, aber auch bei Kopfschmerzen und Tinnitus ist diese Übung sehr gut geeignet. Sie kann auch schon sehr früh in der Rehabilitation nach Schulteroperationen eingesetzt werden.

Beteiligte Muskeln & Regionen:
Trapezius, m. levator scapulae, m. rhomboideii, gesamte Hals- und Nackenmuskulatur

Arme und Schultern – Kräftigung – 70

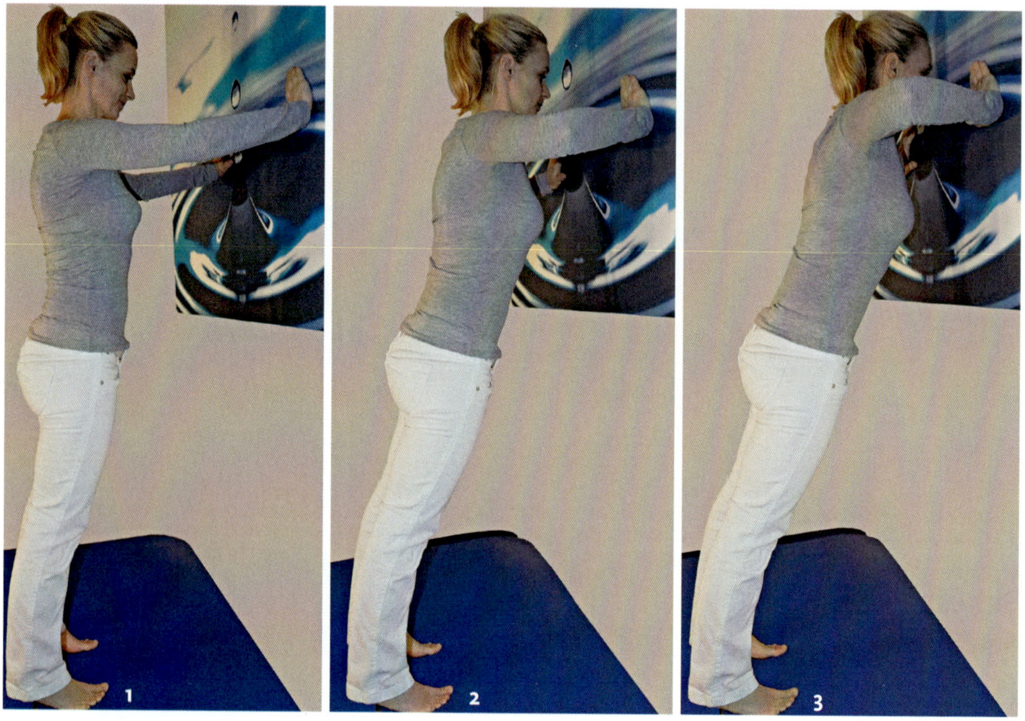

Kräftigung Rumpf, Brust und Halswirbelsäule mit Liegestütz gegen die Wand

Ausgangsstellung: Hüftbreiter Stand etwa einen Meter von einer Wand entfernt, Arme auf Schulterhöhe gegen die Wand gestützt

Durchführung: Arme abwinkeln und Ellbogen dabei nach außen beugen. Mit der Nasenspitze Richtung Wand gehen. Der Kopf befindet sich dabei immer in einer Doppelkinnposition, welche nicht verändert wird. Die Bauchmuskulatur anspannen, damit man nicht ins Hohlkreuz ausweichen kann. Die Schulterblätter werden während der Vorwärtsbewegung nach hinten und unten gezogen.

Dauer/Wiederholung: 15 Wiederholungen, Pause, 3 Serien

Infobox

Diese Übung eignet sich hervorragend als ganzheitliche Stabilisations- und Kräftigungsübung, da die Schultern, die Armmuskeln, die gesamte Wirbelsäule und die Bauchmuskulatur arbeiten müssen. Ein weiterer Vorteil der Übung im Gegensatz zum herkömmlichen Liegestütz liegt darin, dass man das Ausweichen ins Hohlkreuz besser vermeiden kann. Sehr gut geeignet nach Abklingen akuter Schmerzphasen.

Beteiligte Muskeln & Regionen:
Arm- und Schultermuskeln, HWS, BWS, gesamte Rückenmuskeln und Bauchmuskulatur

Arme und Schultern – Kräftigung – 71

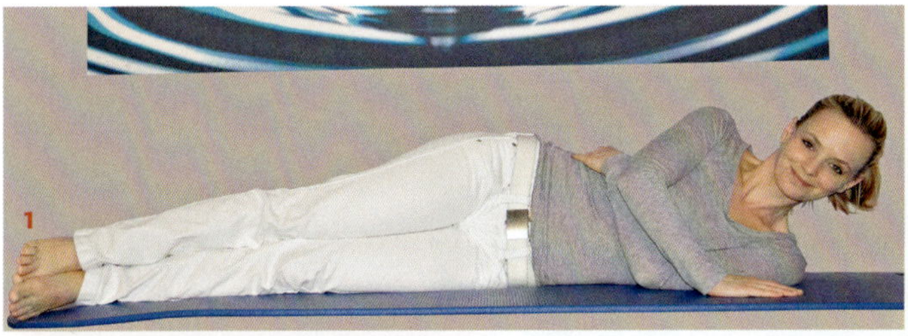

1

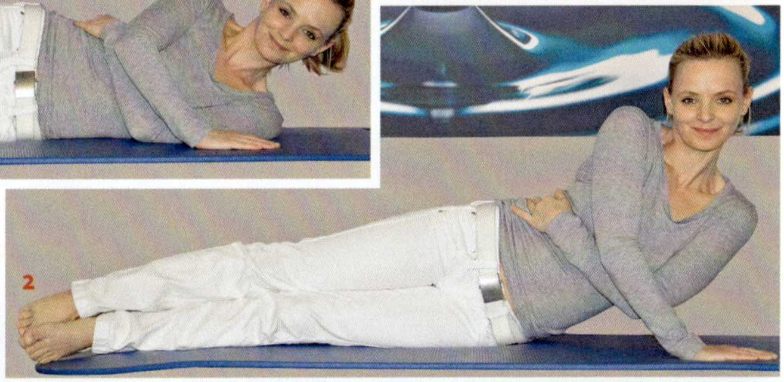

2

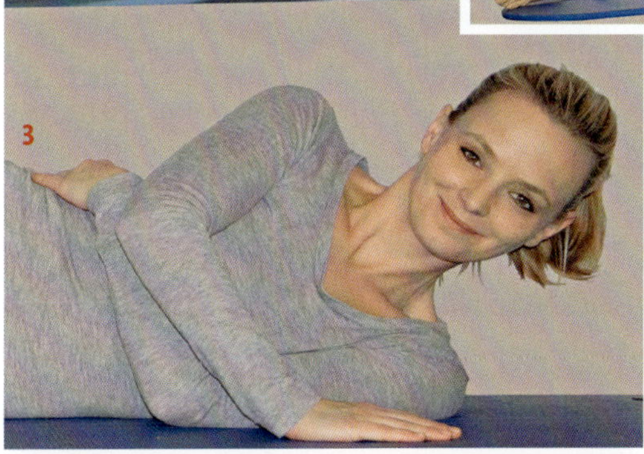

3

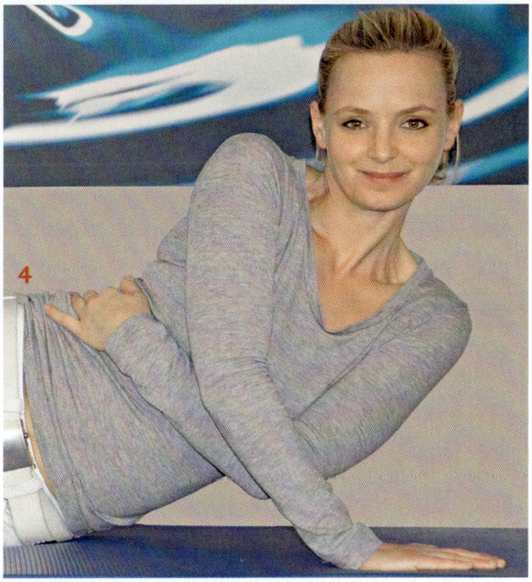

4

Arme und Rumpf

Ausgangsstellung: Seitenlage auf einer Matte, der untere Arm ist um die Taille gelegt, der obere Arm ist auf Brusthöhe abgestützt.

Durchführung: Mit der Kraft des oberen, abgestützten Armes den Ellbogen strecken und dabei mit dem gesamten Rumpf seitlich Richtung Decke gehen. Anschließend wieder Richtung Boden, wobei man den Arm nicht ganz am Boden ablegt. Darauf achten, dass die Beine entspannt am Boden liegen und dass locker weiter geatmet wird, nicht verkrampfen. Der Kopf blickt nach vorne, leichte Doppelkinnposition.

Dauer/Wiederholung: 15–20-mal pro Seite, Pause, 3 Serien

Infobox

Diese Übung ist eher fortgeschritten, da viel Kraft und Stabilität in der Schulter und in den Armen nötig ist. Daher in der späteren Rehabilitation einbauen bzw. in der Prävention als Rücken- und Schultertraining durchführen.

Beteiligte Muskeln & Regionen:
Arme; speziell m. bizeps und trizeps, Rotatorenmanschette, Bauch- und Rückenmuskulatur global.

Arme und Schultern – Kräftigung – 72

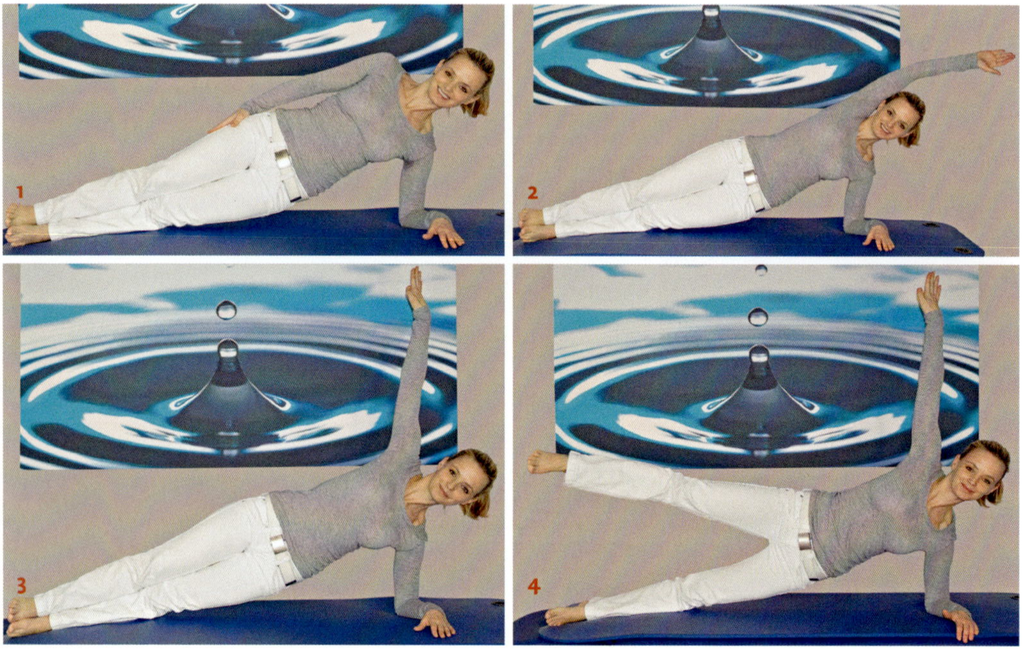

Kräftigung gesamter Körper

Ausgangsstellung: Seitstütz, der obere Arm liegt locker auf dem Oberschenkel

Durchführung: Den Rumpf abwechselnd Richtung Decke und zurück Richtung Matte bewegen. Die Fersen bleiben auf der Matte, der Stützarm bewegt sich auch nicht.

Varianten: Der obere Arm wird beim nach oben Gehen mit dem Rumpf auch nach oben zur Decke gebracht oder nach vorne Richtung Kopf. Dann wieder zurück in die Ausgangsposition.

Als weitere Steigerung wird beim nach oben Gehen das obere Bein abgehoben.

Dauer/Wiederholung: 15-mal wiederholen, Pause, 3 Serien

Infobox

Diese Übung zählt zu den fortgeschrittenen Kraftübungen. Ein hohes Maß an Stabilität und Kraft muss vorhanden sein, um nicht auszuweichen und die Übung korrekt durchführen zu können. Solche kräftigenden ganzkörperstabilisierenden Übungen sollten nach Abklingen akuter Phasen, vor allem, wenn keine Symptome mehr vorhanden sind, durchgeführt werden.

Beteiligte Muskeln & Regionen:
Arme, Beine, Wirbelsäule, Rumpf

Arme und Schultern – Kräftigung – 73

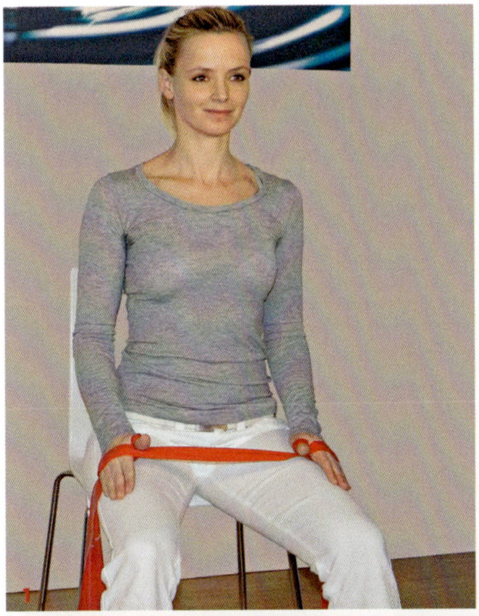

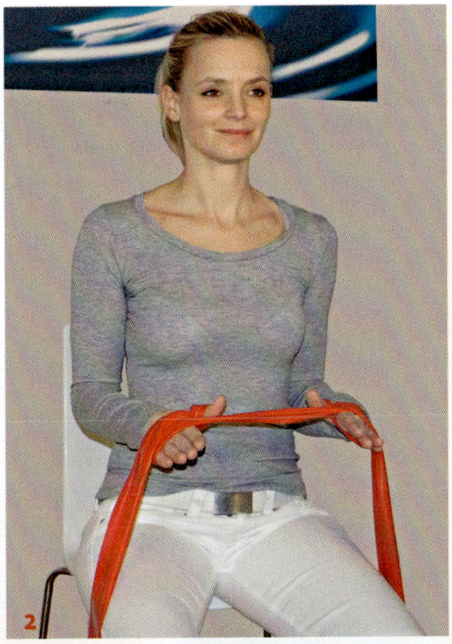

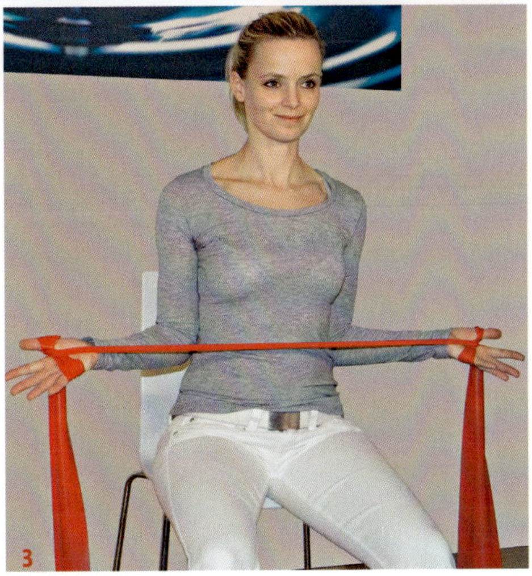

Rücken und Schultern

Ausgangsstellung: Sitz auf einem Hocker, Beine leicht auseinander, Oberkörper aufrecht, der Scheitel ist der höchste Punkt, der Kopf in leichter Doppelkinnposition.

Durchführung: Das Band flächig um die Handgelenke wickeln, sodass die Daumen frei bleiben. Beide Arme anheben und seitlich auseinander ziehen. Die Ellbogen bleiben während der gesamten Bewegung am Rumpf. Die Schultern werden nach hinten und unten gezogen, die Schulterblätter wandern hinten zusammen. Man kann das Band ein- oder beidseitig auseinanderziehen.

Dauer/Wiederholung: 20-mal wiederholen, Pause, 3 Serien

Infobox

Die Übung wird bei Beschwerden in der Schulter, Brust- oder Halswirbelsäule angewendet, da diese durch den Verlauf der Muskulatur und der Gelenke zusammenhängen. Auch zur Förderung der aufrechten Haltung bei Rundrückenneigung ein hervorragendes Ausgleichstraining. Das Band ist sehr beliebt, da es durch die Dehnfähigkeit Abwechslung bei den Übungen bringt.

Beteiligte Muskeln & Regionen:
HWS, BWS, Schultern und Rückenmuskulatur zwischen den Schulterblättern

Arme und Schultern – Kräftigung – 74

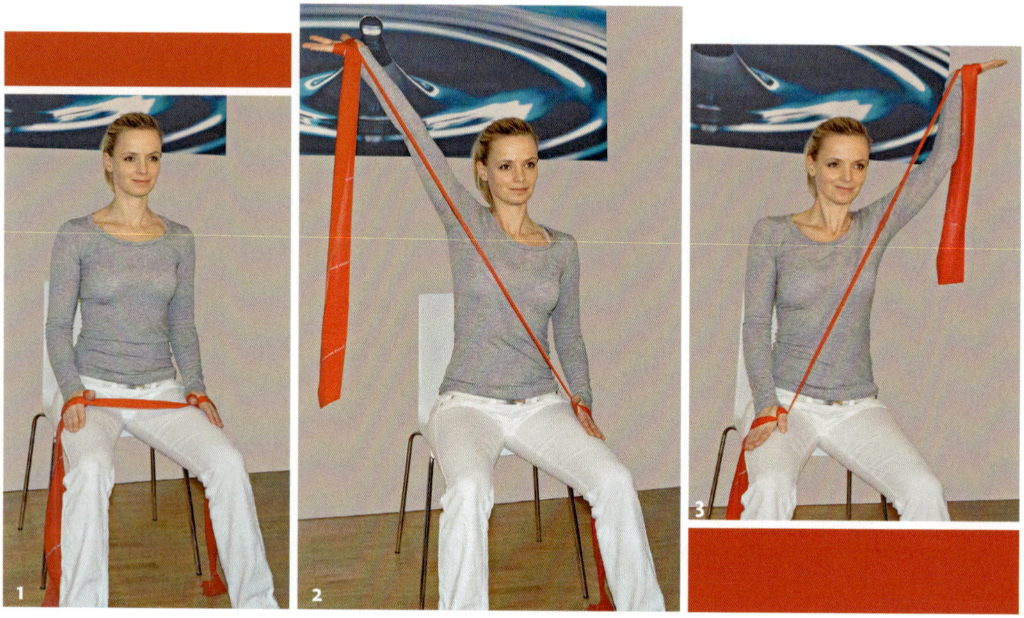

Rumpf, Bauch, Schultern, Rücken

Ausgangsstellung: Sitz auf einem Hocker, Beine leicht auseinander, Oberkörper aufrecht, der Scheitel ist der höchste Punkt, der Kopf in leichter Doppelkinnposition.

Durchführung: Das Band flächig um die Handgelenke wickeln, sodass der Daumen frei bleibt. Eine Hand auf dem Oberschenkel ablegen und festhalten. Mit dem anderen Arm schräg nach oben hinter das Ohr ziehen. Der Ellbogen kann dabei gebeugt bleiben. Dann die Hand wieder zurück zum Oberschenkel führen. Bei der Durchführung darauf achten, dass der Rumpf stabilisiert wird und nicht mitbewegt. Die Bewegung sollte rein aus den Armen kommen.

Dauer/Wiederholung: 15-mal auf jeder Seite, Pause, 3 Serien

Infobox

Durch das schräge Hochziehen werden die schräg verlaufenden Muskelketten von der Hüfte bis in die Finger gekräftigt. Die Übung wirkt daher ganzheitlich schräg durch den Körper. Sie ist eher fortgeschritten und erfordert Stabilität im Rumpfbereich und Beweglichkeit in der jeweiligen Schulter.

Beteiligte Muskeln & Regionen:
Arme, Beine, Wirbelsäule, Rumpf

Arme und Schultern – Verweise

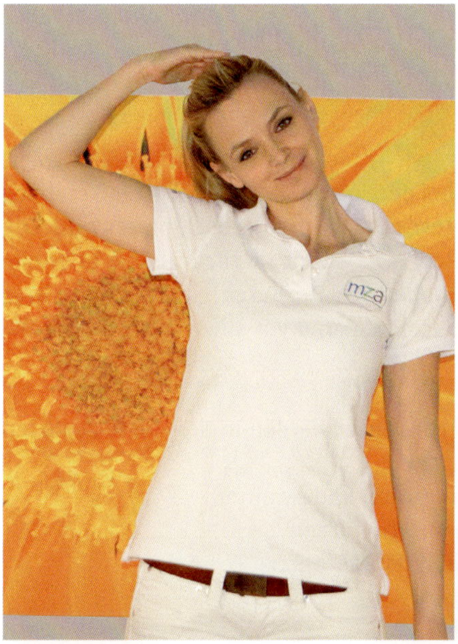

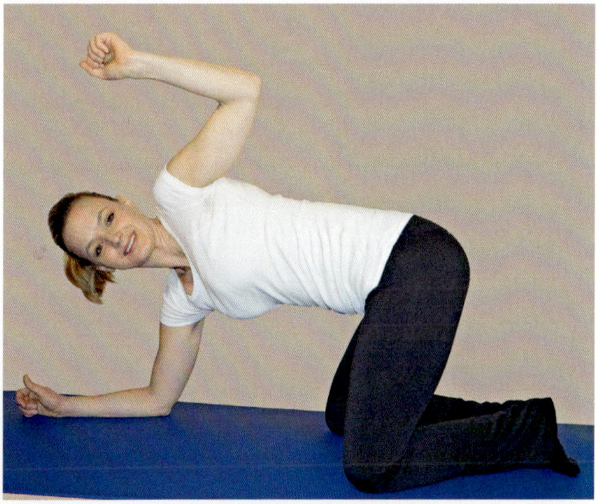

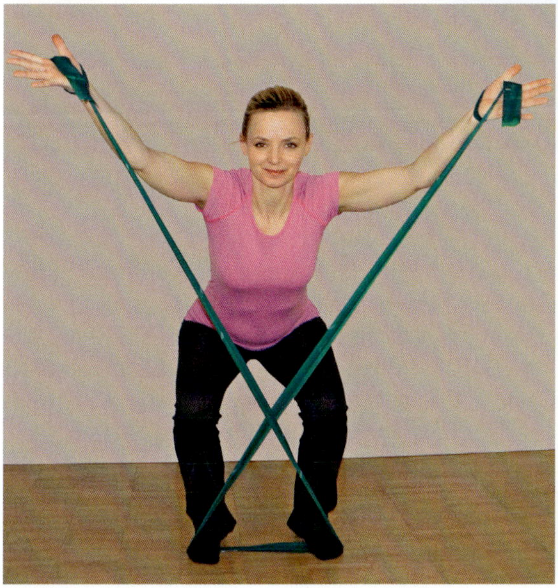

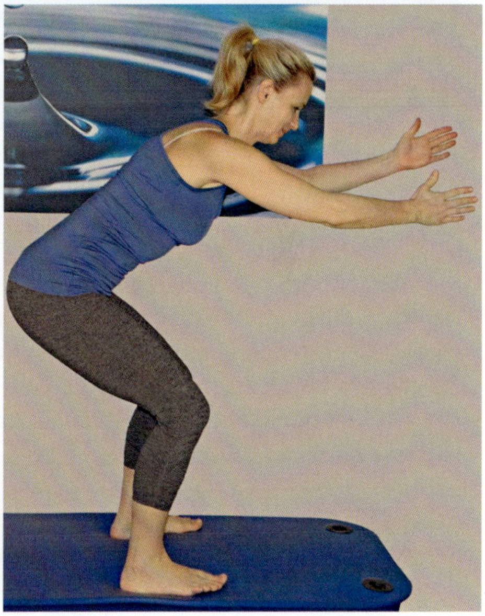

Die folgenden Übungen aus anderen Kapiteln sind auch besonders gut für die Arme und Schultern geeignet.

Übung 1 (HWS)

Übung 2 (HWS)

Übung 4 (HWS)

Übung 7 (HWS)

Übung 10 (BWS)

Übung 11 (BWS)

Übung 18 (BWS)

Übung 25 (BWS)

Übung 53 (LWS)

Übung 81 (Beine)

Übung 95 (Beine)

Übung 100 (Beine)

Beine und Knie

Einleitung

Beine und Knie bestehen (wie Arme und Schultern) aus mehreren zentralen Bereichen:

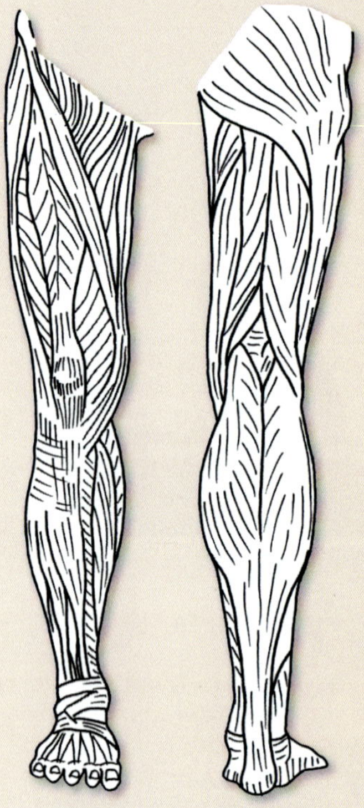

Die **Hüfte** muss das Körpergewicht nicht nur tragen, sondern spielt auch eine wesentliche Rolle bei der Fortbewegung. Sie ist ein stabiles und sicheres Gelenk, da sie fest von Bändern umschlossen wird. Die Region LWS-Becken-Hüftgelenke ist grundsätzlich als funktionelle Einheit zu betrachten. Die Stabilität wird durch eine gut trainierte Muskulatur im Becken, Oberschenkel und vor allem auch im Gesäßbereich gewährleistet.

Beispiele für Aktivitäten, welche Beschwerden in der Hüfte auslösen können:

- Gehen, Ein- und Aussteigen (Auto, Badewanne)
- Stiegen steigen, Aufstehen, tiefes Sitzen
- Sportarten wie Tennis, Golf oder Radfahren

Häufige Probleme in der Hüfte:

- Leistenschmerz, Morgensteifigkeit, eingeschränkte Beweglichkeit, schweres, müdes Bein
- Osteoarthrosen der Hüfte, Impingement
- Tendinosen an den Abduktoren, Schleimbeutelentzündungen (Bursitis trochanterica), Postoperative Zustände, Hüftprothesen
- Verstauchungen, Zerrungen, Beckenschiefstände, Beinlängendifferenzen und Instabilitäten

Das **Knie** befindet sich im Zentrum der unteren Extremität und ist großen Belastungen ausgesetzt. Dadurch sind die Kniegelenke anfällig für verschiedenartige Beschwerden. Da das Knie in funktioneller Beziehung mit den anderen Gelenken der unteren Extremität steht, ist es bei Knieproblemen sinnvoll, auch die gesamte Bein- und Hüftmuskulatur zu trainieren. Die Hauptpfeiler eines gut funktionierenden Kniegelenks sind eine kräftig ausgebildete Muskulatur, die ungehinderte Beweglichkeit des Gelenkes, ein guter Dehnungszustand und eine gute Koordination.

Beispiele für Aktivitäten, welche Beschwerden im Knie auslösen können:

- Gehen, Stiegensteigen, in die Hocke gehen, bergab, bergauf gehen
- Tiefes Sitzen
- Drehbewegungen bei fixiertem Fuß
- Sportarten mit schnellen Richtungswechseln und Stoppbewegungen (z. B. Skifahren, Hallensportarten)

Häufige Probleme im Knie:
- Gonarthrose, Meniskusläsionen
- Femorpatellares Schmerzsyndrom, Patellainstabilitäten, Plicasyndrom, Baker Zysten
- Postoperative Zustände (z. B. Kreuzbandrekonstruktion, alle Arten der Arthroskopie, Prothesen, Tibiakopffrakturen oder Osteotomien)

Der **Fußkomplex** besteht aus einer großen Zahl unterschiedlicher Strukturen wie Gelenken, Ligamenten, Muskeln, Sehnen und nervalen Endästen, die alle als lokale Schmerzquelle in Frage kommen können. Fußschmerzen können in der Regel vom Patienten recht gut lokalisiert und beschrieben werden. Bei neurologischen Symptomen im Fuß ist auch immer an die LWS zu denken, da sich die Endäste der Nerven im Fuß- und Zehenbereich befinden. Das Gesamtmanagement eines Fußproblems besteht neben der passiven physiotherapeutischen Therapie auch immer aus aktivem Training. Der Fuß ist als Wurzel unseres Bewegungsapparates zu sehen – Fehlstellungen oder Schmerzgebiete können sich auf die Statik des gesamten Körpers auswirken etwa in Form von Unsicherheit im Gang, Schwellungen, Steifigkeiten oder Schmerzen, aber auch Fehlhaltungen in der Wirbelsäule oder Schiefstellung im Becken.

Beispiele für Aktivitäten, welche Beschwerden im Fuß auslösen können:
- Gehen, z. B. auf unebenem Boden, mit Stöckelschuhen, Flip Flops, barfuß
- Stiegen steigen, Aufstehen, tiefes Sitzen
- Pedale beim Autofahren bedienen, lange Stehen
- Sport: Ballett, Tennis, Joggen, Radfahren, Drehbewegungen gegen den fixierten Fuß

Häufige Probleme im Fuß:
- Supinationstraumen, Malleolusfraktur, Frakturen aller Arten
- Complex Regional Pain Syndrom (CRPS)
- Tendionosen oder Rupturen der Achillessehne
- Fersensporn
- Krämpfe der Muskeln, Verspannungen, Verstauchungen
- Fußfehlstellungen, Über- und Unterbelastungen

Beine und Knie – Dehnung – 75

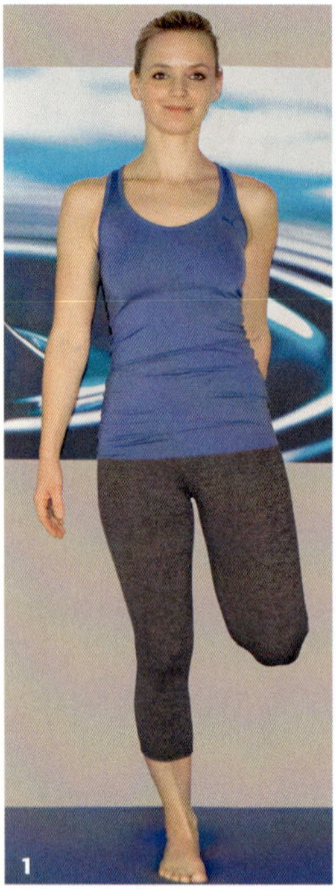

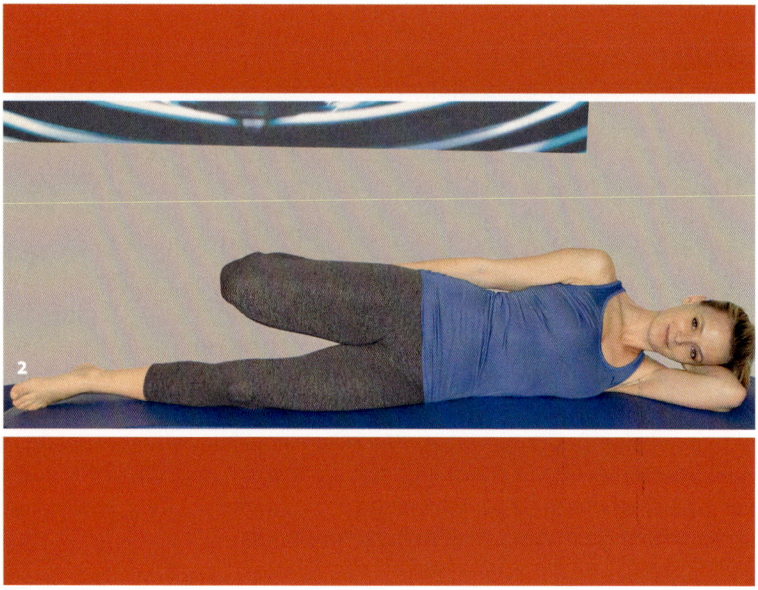

Dehnung der Oberschenkelvorderseite

Ausgangsstellung: Seitenlage

Durchführung: Das obere Bein beugen und soweit als möglich zum Gesäß ziehen. Dabei das Becken aktiv nach vorne kippen, um eine Ausweichbewegung in der Lendenwirbelsäule zu vermeiden.

Variante: Stand: Zu dehnendes Bein Richtung Gesäß ziehen, Becken nach vorne kippen, um zu starkes Hohlkreuz zu vermeiden.

Dauer/Wiederholung: 20 Sekunden pro Seite, 3 Serien

Infobox

Mit diesen Übungen wird der einzige Kniegelenksstrecker (Quadrizeps) gedehnt. Dieser gibt wesentliche Stabilität im Stand, Teile des Muskels helfen auch beim Beugen im Hüftgelenk. Speziell bei Menschen mit vorwiegend sitzender Tätigkeit neigt der Quadrizeps zur Verkürzung.
In der Sehne dieses Muskels (Patellasehne) gleitet die Kniescheibe. Daher ist diese Dehnung auch bei Knieproblemen unumgänglich.

Beteiligte Muskeln:
m. quadrizeps, bestehend aus vier Anteilen, m. sartorius

Beine und Knie – Dehnung – 76

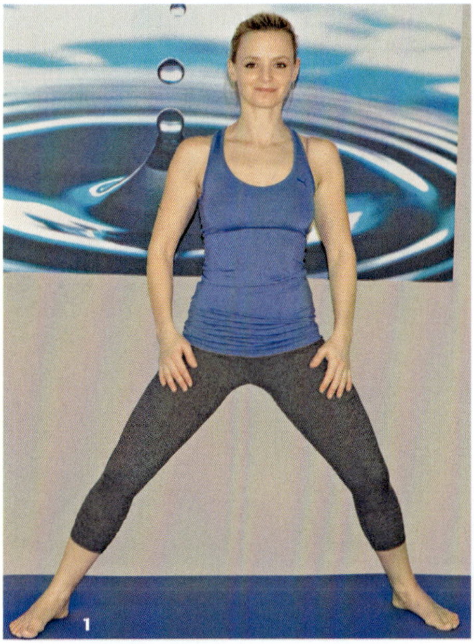
1

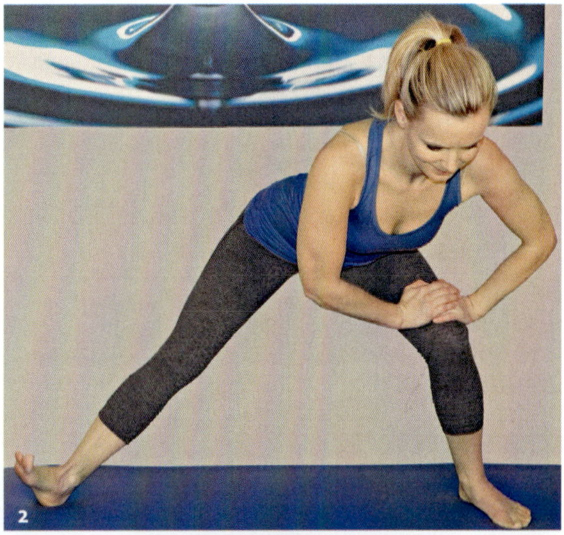
2

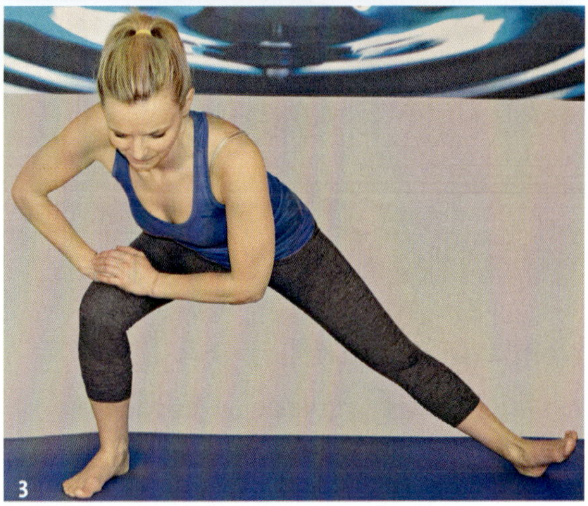
3

Dehnung der Oberschenkelinnenseite

Ausgangsstellung: Sehr breiter Stand

Durchführung: Ein Bein beugen, auf dem Oberschenkel mit den Händen abstützen. Das Körpergewicht so weit nach vorne und seitlich neigen bis ein starkes Dehngefühl auf der Oberschenkelinnenseite des gestreckten Beines entsteht. Die Zehenspitzen des zu dehnenden Beins Richtung Knie ziehen. Der Blick ist zu Boden gerichtet, das abgewinkelte Knie soll nicht über die Fußspitze ragen.

Dauer/Wiederholung: 20 Sekunden pro Seite, 3 Serien

Infobox

Die Adduktorengruppe hat ihren Ursprung weitgehend am Schambein und den Ansatz zum Teil am Kniegelenk. Sie zieht nicht nur das Bein herbei, sondern hilft auch der Hüfte bei Außenrotation und Hochheben des Beines. Beschwerden im Schambein- oder Beckenbereich resultieren oft aus einer verspannten Adduktorengruppe. Da die Adduktoren über das innere Seitenband am Knie laufen, kann überdies indirekt eine positive Mobilisation des Meniskus erfolgen bzw. Schmerz in diesem Bereich gelindert werden.

Beteiligte Muskeln & Regionen:
Adduktorengruppe

Beine und Knie – Dehnung – 77

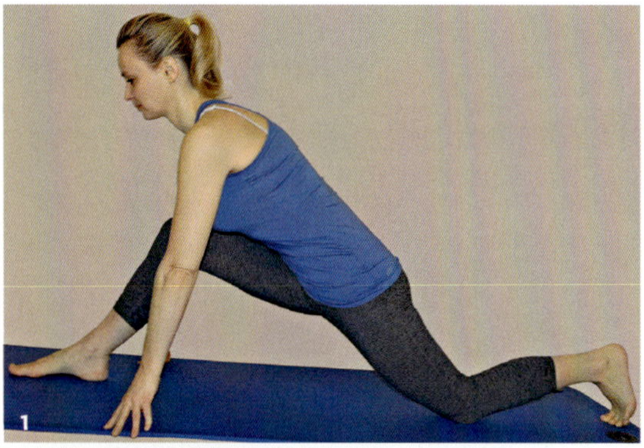

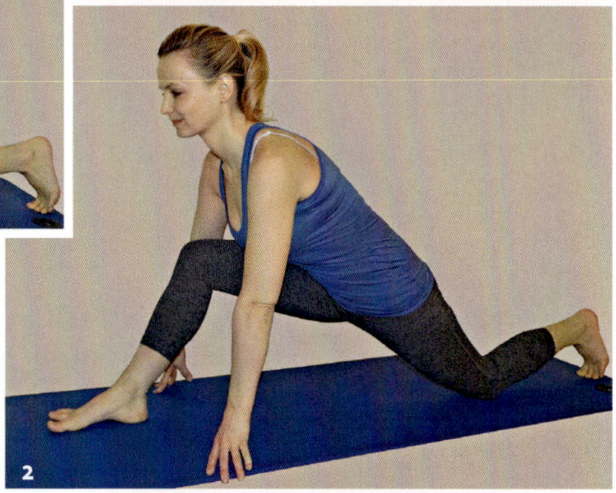

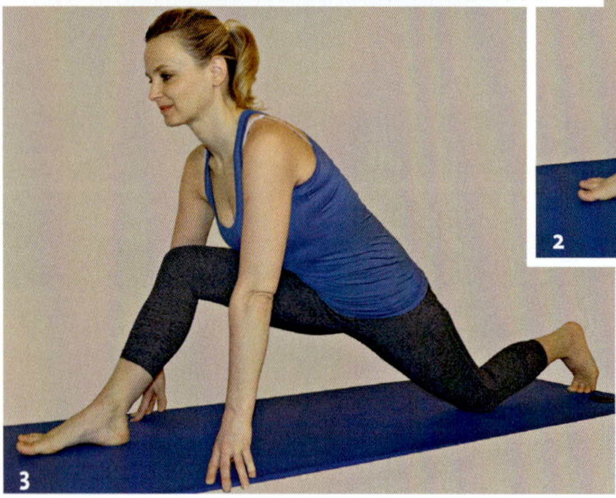

Dehnung des Hüftbeugers

Ausgangsstellung: Sehr weiter Ausfallschritt auf einer Matte. Die Zehen des vorderen Beines sind weit vor dem Kniegelenk. Mit den Händen auf der Matte abstützen.

Durchführung: Langsam die Dehnung in der vorderen Leistengegend und auf der Vorderseite des hinteren Oberschenkels aufbauen. Diese Position statisch für ca. 20 Sekunden halten. Danach langsam wieder etwas aus der Dehnung rausgehen. 3-mal auf jeder Seite wiederholen. Der Blick ist immer gerade nach vorne gerichtet um ein Rundwerden der Wirbelsäule zu verhindern.

Dauer/Wiederholung: 20 Sekunden pro Seite, 3 Serien

Infobox

Der Hüftbeuger, der seinen Ursprung tief in der Lendenwirbelsäule hat, neigt durch viel Sitzen stark zur Verkürzung. Das kann Beschwerden in der LWS und eine Hohlkreuztendenz begünstigen. Regelmäßige Dehnung als Ausgleich zu sitzender Tätigkeit ist daher sehr zu empfehlen. Bei Schmerzen und Bewegungseinschränkungen mit dem Therapeuten Rücksprache halten.

Beteiligte Muskeln & Regionen:
m. iliopsoas, iliacus, quadriceps, sartorius

Beine und Knie – Dehnung – 78

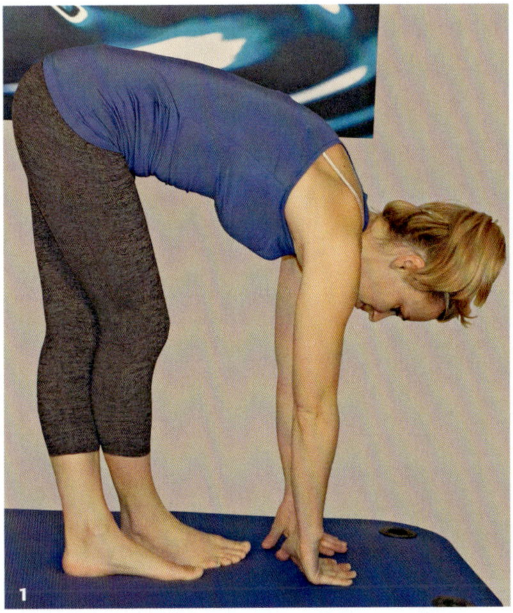

1

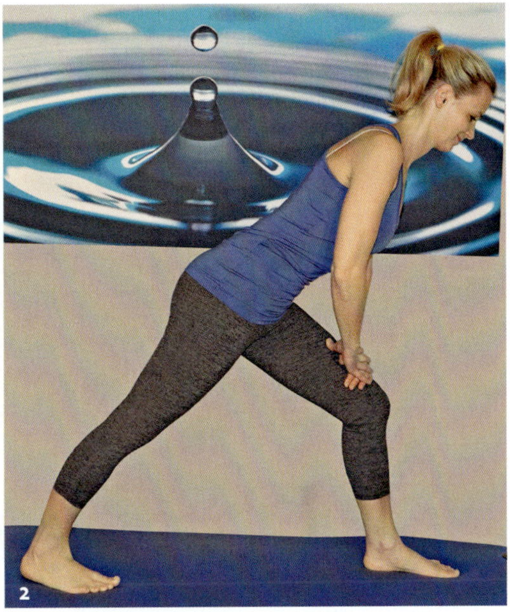

2

Dehnung der Wade

Variante 1: Stand auf einer Matte, ein Bein über das andere verkreuzt.

Durchführung: Mit dem Oberkörper soweit als möglich Richtung Zehen dehnen, Beine dabei möglichst gestreckt halten. Ziel ist es, mit den Händen den Boden zu berühren.

Variante 2: Ausfallschritt auf einer Matte, Aufrechte Haltung, kein Hohlkreuz, leichtes Doppelkinn

Durchführung: Vorderes Bein beugen, Oberkörpergewicht nach vorne verlagern, bis ein starkes Dehngefühl in der Wade entsteht. Mit den Armen am vorderen Oberschenkel abstützen. Die hintere Ferse bleibt dabei am Boden.

Dauer/Wiederholung: 20 Sekunden pro Seite, 3 Serien

Infobox

Die Wadenmuskulatur ist speziell bei Sportlern oft schmerzhaft verspannt, bei Nichtbeachtung kann dies langfristig zu Problemen der Achillessehne führen. Bei schon bestehenden Beschwerden wie Achillodynien, Rupturen o. Ä. ist ein regelmäßiges Dehnen der Wade ein Muss. Neigt die Wade zu Krämpfen, kann man durch regelmäßiges Dehnen Besserung erzielen.

Beteiligte Muskeln & Regionen:
m. trizeps surae bestehend aus: m. gastrocnemius, m. solaris, m. plantaris

Beine und Knie – Dehnung – 79

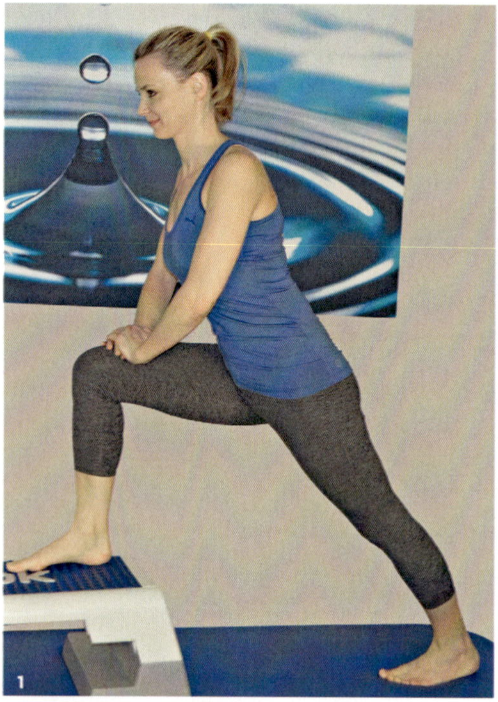

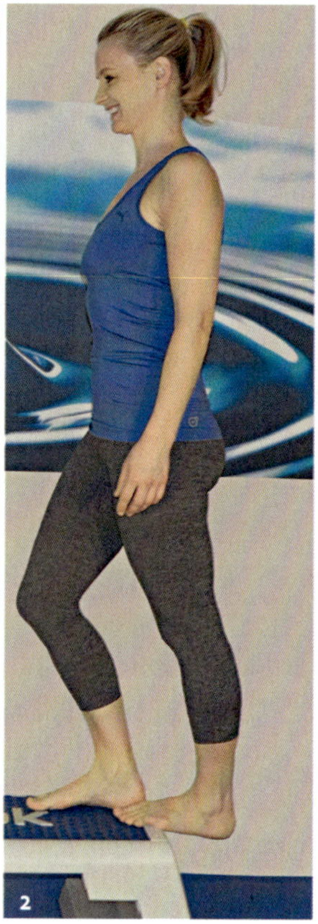

Dehnung der Wade

Variante 1: Ausfallschritt, das vordere Bein steht auf einem Stepper oder einer Stufe. Zehenspitzen zeigen nach vorne.

Durchführung: Vorderes Bein beugen, dabei aber das Knie nicht über die Zehenspitzen bringen. Das Oberkörpergewicht nach vorne verlagern, bis ein starkes Dehngefühl in der Wade entsteht. Mit den Händen am vorderen Oberschenkel abstützen. Die hintere Ferse bleibt am Boden.

Variante 2: Aufrechter Stand, beide Füße auf einem Stepper oder auf einer Stufe

Durchführung: Mit einem Bein in den Überhang über den Stepper gehen, und die Ferse dann soweit absenken, bis ein starkes Dehngefühl in der Wade spürbar wird. Im vorderen Bein das Knie etwas beugen.

Dauer/Wiederholung: 20 Sekunden pro Seite und Dehnung

Infobox

Variante 1 stellt eine gute Steigerung der Übung 78, Variante 2 dar. Mit der Erhöhung durch den Stepper kann man noch gezielter dehnen. Bei Variante 2 kann mit Hilfe des eigenen Körpergewichtes unter Ausnutzung der Schwerkraft am gezieltesten gedehnt werden.

Beteiligte Muskeln & Regionen:

m. trizeps surae bestehend aus: m. gastrocnemius, m. soleus, m. plantaris

Beine und Knie – Dehnung – 80

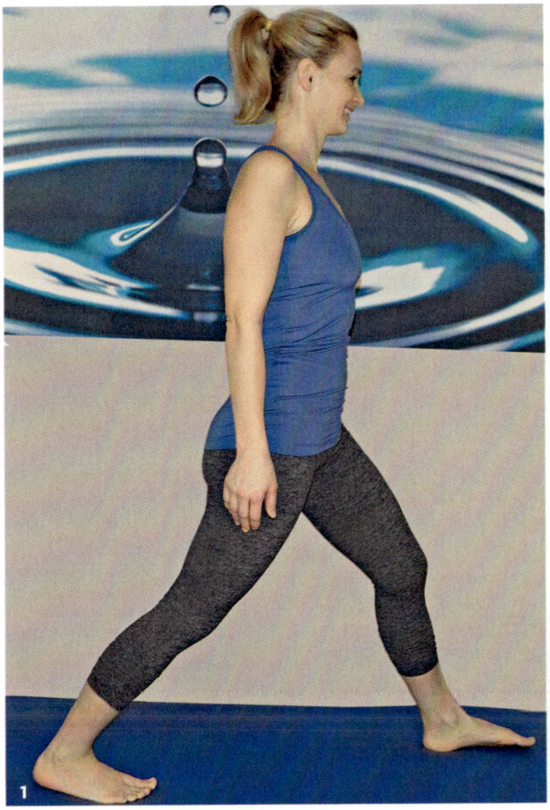

1

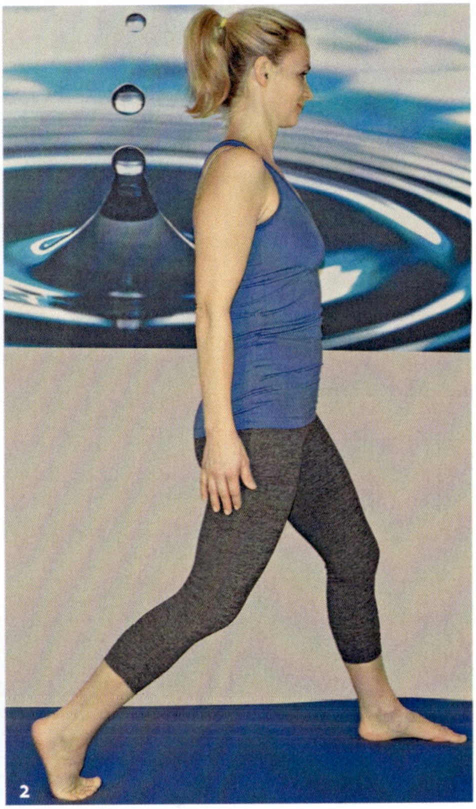

2

Dehnung der Oberschenkelvorderseite, Hüftbeuger

Ausgangsstellung: Ausfallschritt, Beine in einer Linie, Zehen zeigen gerade nach vorne.

Durchführung: Das Becken aktiv im Raum nach vorne kippen, bis eine Dehnung im Bereich der Leistengegend spürbar ist. Dabei verliert die hintere Ferse den Bodenkontakt.

Dauer/Wiederholung: 20 Sekunden halten pro Seite, 3 Serien

Infobox

Der Hüftbeuger neigt bei längerer sitzender Tätigkeit zur Verkürzung. Da er seinen Ursprung direkt an den Wirbelkörpern der Lendenwirbelsäule hat und schräg im Körper nach unten zum Oberschenkel zieht, ist der Einfluss auf die Lendenwirbelsäule nicht zu unterschätzen! Bei starker Verkürzung zieht der Muskel die Lendenwirbelsäule in vermehrtes Hohlkreuz. Oft ist der Muskel verspannt, was sich in Leistenschmerz ausdrücken kann. Ausgleichendes Dehnen ist daher vor allem für Menschen mit vorwiegend sitzender Tätigkeit besonders wichtig!

Beteiligte Muskeln & Regionen:
m. iliopsoas, iliacus, m. quadrizeps, m. sartorius

Beine und Knie – Dehnung – 81

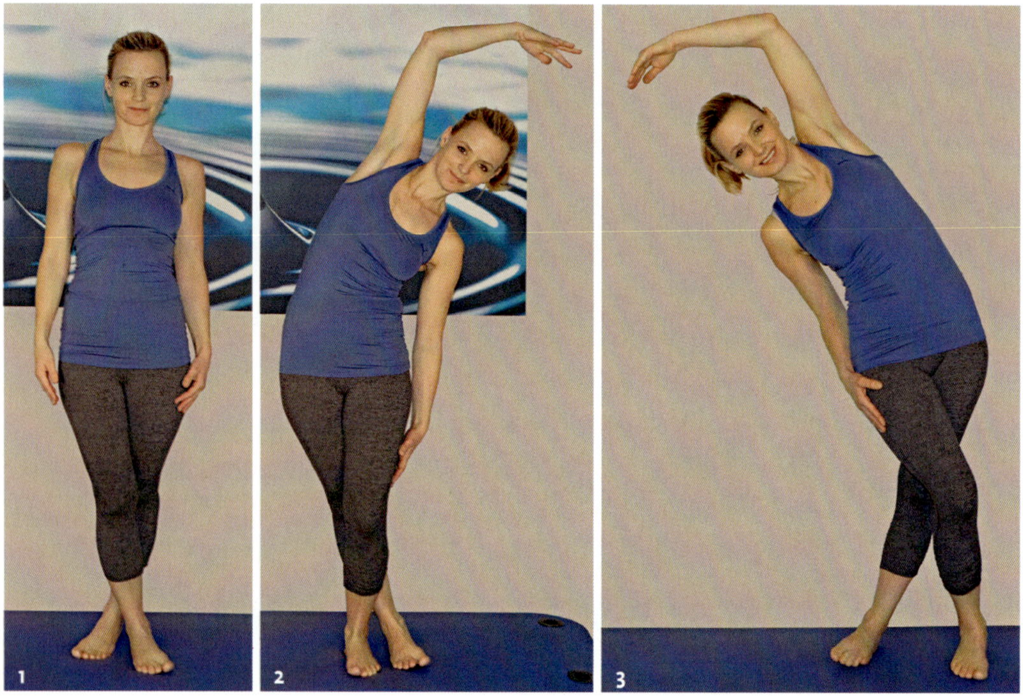

Dehnung seitlicher Oberschenkel und Rumpf

Ausgangsstellung: Stand, Beine überkreuzt

Durchführung: Gesäß seitlich in die Richtung der zu dehnenden Seite beugen, Oberkörper mit Armverstärkung in die andere Richtung neigen. Darauf achten, nicht nach vorne oder hinten auszuweichen. Die Bewegung findet nur zur Seite statt!

Dauer/Wiederholung: 20 Sekunden halten pro Seite, 3 Serien

Infobox

Die seitliche Rumpf- und Oberschenkelregion neigt zu Verklebungen und schmerzhaften Verspannungen, ist aber schwierig zu dehnen.
Bei Beschwerden kann man diese selbst abreiben und massieren und zusätzlich die Verklebungen vom Therapeuten aufmobilisieren lassen. Diese Behandlung ist meist schmerzhaft, danach ist aber eine merkliche Linderung der Beschwerden zu bemerken. Der seitliche Oberschenkelmuskel hat seinen Ansatz am Kniegelenk, daher wird er auch bei Kniebeschwerden immer mitbehandelt.

Beteiligte Muskeln & Regionen:
m. tensor fascie late mit tractus iliotibialis, seitlicher Bauch, Rumpf

Beine und Knie – Dehnung – 82

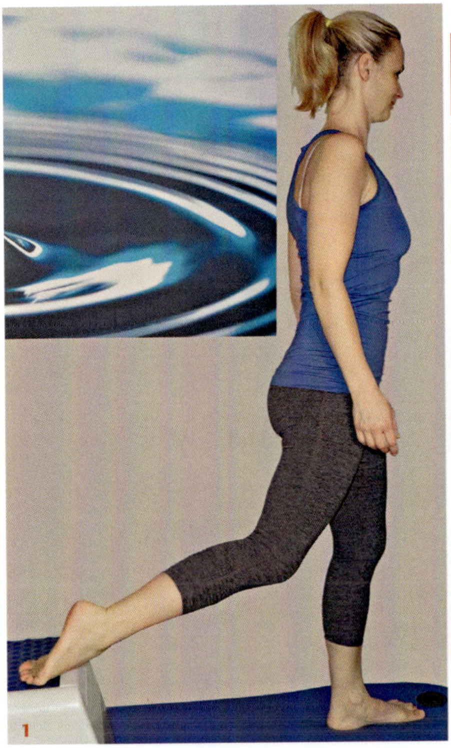

1

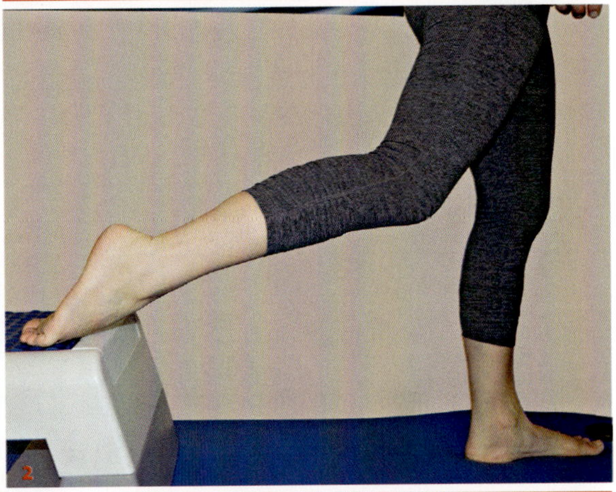

2

Dehnung Schienbeinbereich

Ausgangsstellung: Aufrechter Stand, Hilfsmittel Stufe oder Stepper

Durchführung: Ein Bein nach hinten wegstrecken und auf der Stufe ablegen. So weit im Sprunggelenk beugen, dass eine Dehnung auf der Vorderseite des Unterschenkels entsteht.

Dauer/Wiederholung: 20 Sekunden halten pro Seite, 3 Serien

Infobox

Der m. tibialis anterior neigt zu Verspannungen, spürbar entlang des Schienbeins. Dies ist ein sehr sensibler Bereich, da das Periost (Beinhaut) vom Scheinbein kaum mit Strukturen bedeckt ist. Nachdem diese Dehnung oft vernachlässigt wird, ist sie meist stark spürbar. Bei zu Versteifung neigenden Sprunggelenken, speziell nach Verletzungen oder Operationen, eignet sich diese Übung nach vorheriger therapeutischer Anleitung sehr gut als Eigenmobilisation.

Beteiligte Muskeln & Regionen:
m. tibialis anterior, m. extensor digitorum longus, m. extensor hallucis longus

Beine und Knie – Dehnung – 83

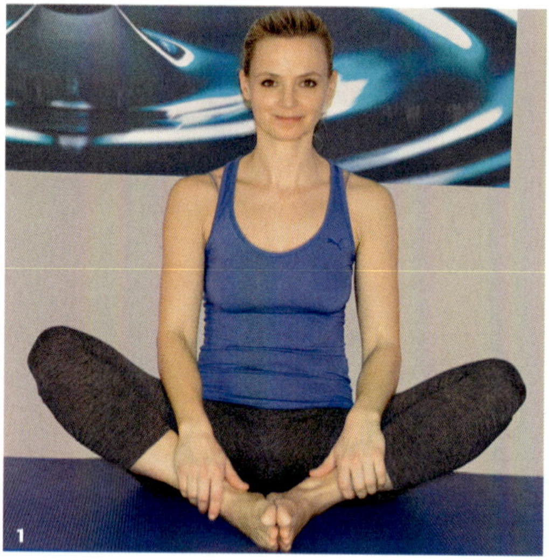
1

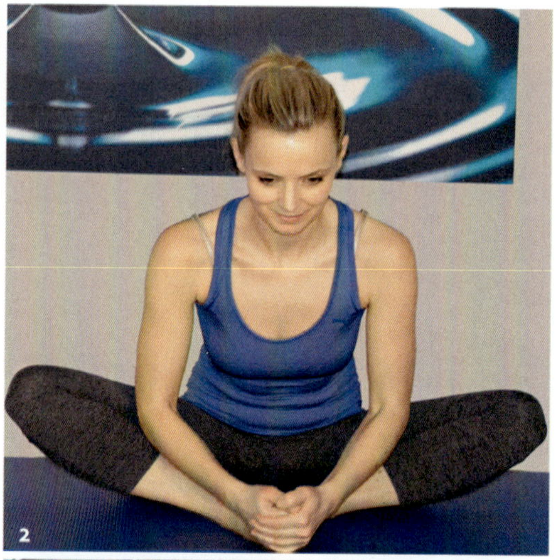
2

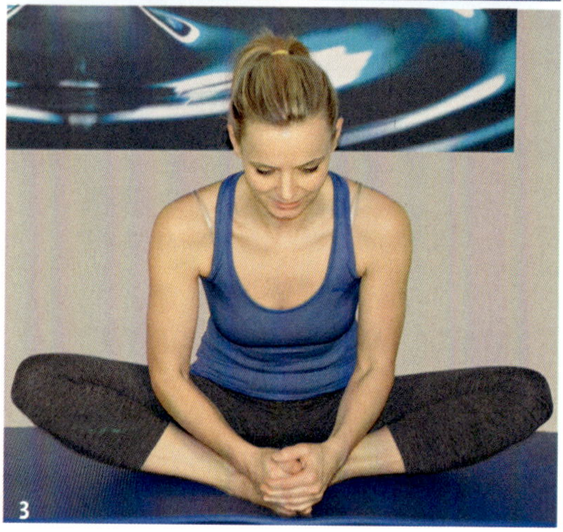
3

Dehnung der Oberschenkelinnenseite

Ausgangsstellung: Schneidersitz

Durchführung: Die Fußsohlen vorne zusammenführen. Die Füße mit den Händen umfassen. Die Knie werden so weit wie möglich nach unten bewegt. Mit dem Oberkörper nach vorne zu den Zehenspitzen wandern, bis ein starker Dehnzug auf die Oberschenkelinnenseiten auf beiden Seiten spürbar ist. Diese Position ca. 20 Sekunden halten, dann den Oberkörper zurück in die aufrechte Position bewegen und die Knie lockerlassen. Den Oberkörper dabei geradehalten, Blick Richtung Boden.

Dauer/Wiederholung: 20 Sekunden halten, 3 Serien

Infobox

Diese Dehnung erfordert eine gute Beweglichkeit in den Hüft- und Kniegelenken und sollte bei Schmerzen gegebenenfalls vom Arzt oder Therapeuten angepasst oder in einer anderen Ausgangsstellung durchgeführt werden. Die Adduktoren werden beim Dehnen oft vernachlässigt und können unter anderem Knieproblematiken verursachen. Bei Hüft- oder Kniebeschwerden ist Übung 76 eine empfehlenswerte Variante.

Beteiligte Muskeln & Regionen:
Adduktoren, LWS, untere Rückenmuskulatur

Beine und Knie – Dehnung – 84

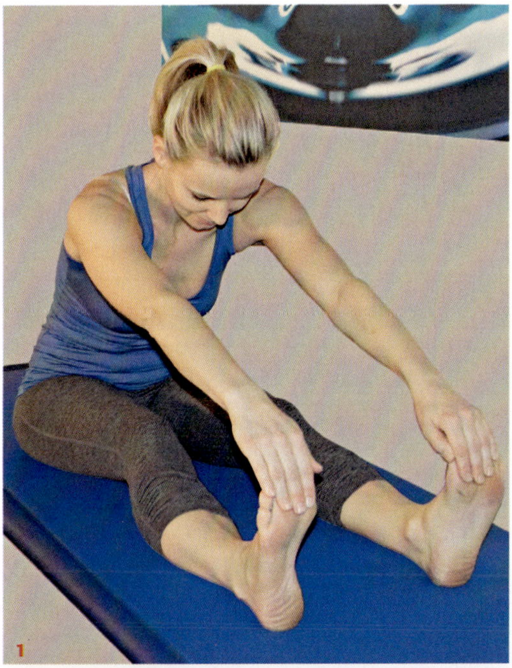

1

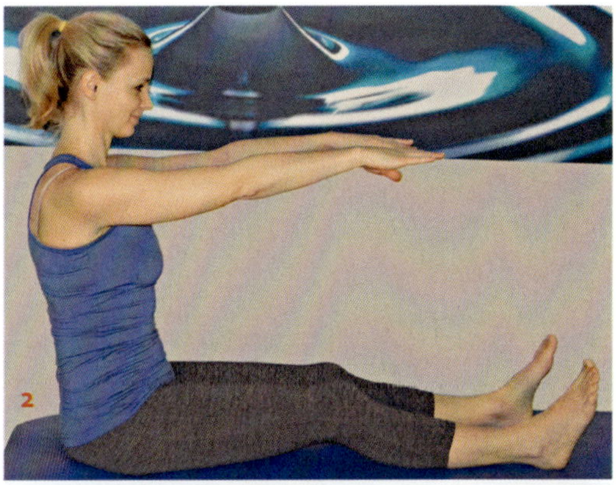

2

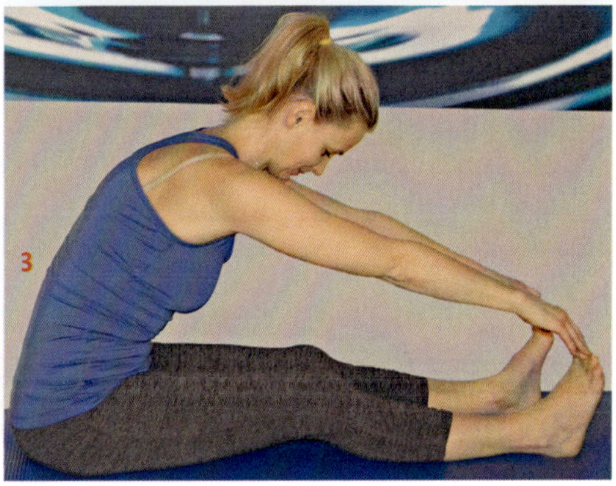

3

Dehnung der Oberschenkelrückseite und Rückenmuskeln

Ausgangsstellung: Langsitz mit leicht geöffneten Beinen, Arme in Schulterhöhe ausstrecken.

Durchführung: Mit beiden Armen soweit wie möglich in Richtung Zehenspitzen gehen. Die Knie bleiben dabei gestreckt, die Zehenspitzen können herbeigezogen werden, um mehr Betonung auf die Unterschenkel zu erreichen. Darauf achten, dass die Brustwirbelsäule nicht zu rund wird!

Dauer/Wiederholung: 20 Sekunden halten, 3 Serien

Infobox

Diese Übung dehnt nicht nur die gesamte Beinrückseite, sondern dehnt und stärkt in der Beugehaltung auch hervorragend die Rückenmuskulatur. Daher ist diese Übung sowohl bei Rückenbeschwerden als auch bei Verkürzungen in den Beinen anwendbar.

Beteiligte Muskeln & Regionen:
Ischiocrurale Muskulatur, Wadenmuskulatur, Rücken

Beine und Knie – Dehnung, Mobilisierung – 85

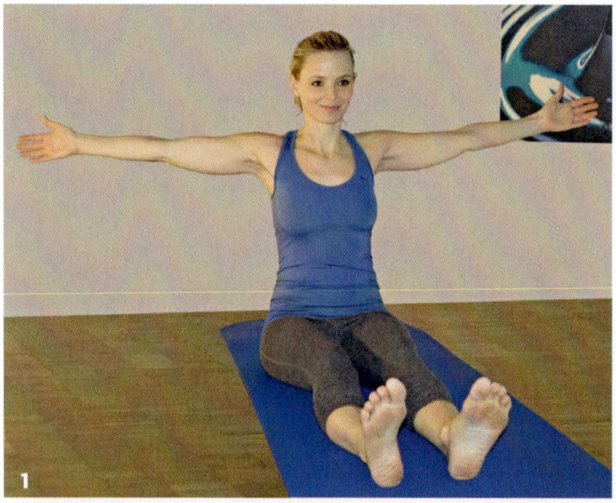

1

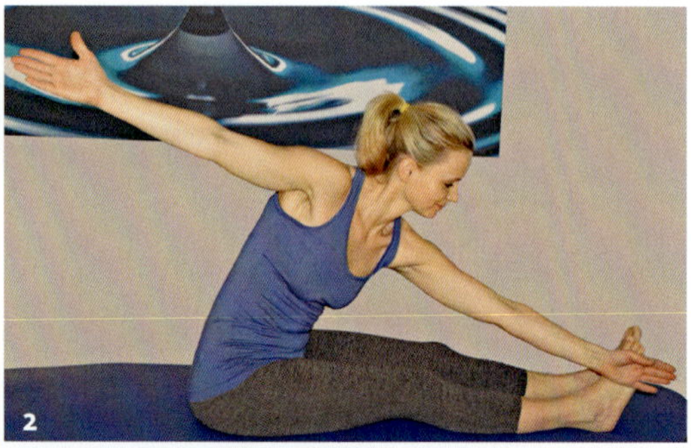

2

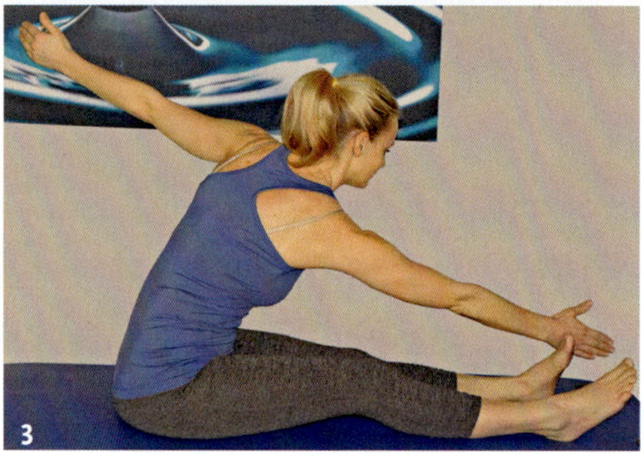

3

Dehnung und Mobilisierung der Beinrückseite und Wirbelsäule

Ausgangsstellung: Aufrechter Langsitz, Arme auf Schulterhöhe zur Seite strecken, Zehen herbeiziehen.

Durchführung: Den Oberkörper auf eine Seite drehen, mit der Hand seitlich an der Außenseite des gegenüberliegenden Fußes vorbeiführen. Den Rücken dabei nach vorne beugen.

Wieder aufrichten und in die Ausgangsposition zurückkommen. Auf die andere Seite wechseln.

Die Knie sollten bei dieser Übung möglichst gestreckt bleiben.

Dauer/Wiederholung: 20 Wiederholungen, Pause, 3 Serien

Infobox

Diese ganzheitliche Übung vereint Dehnung, Mobilisierung und auch Kräftigung der Rücken- und Bauchmuskulatur.

Beteiligte Muskeln & Regionen:
Ischiocrurale Muskeln, Wadenmuskeln, Rückenmuskeln, seitlicher und schräger Bauch

Beine und Knie – Dehnung – 86

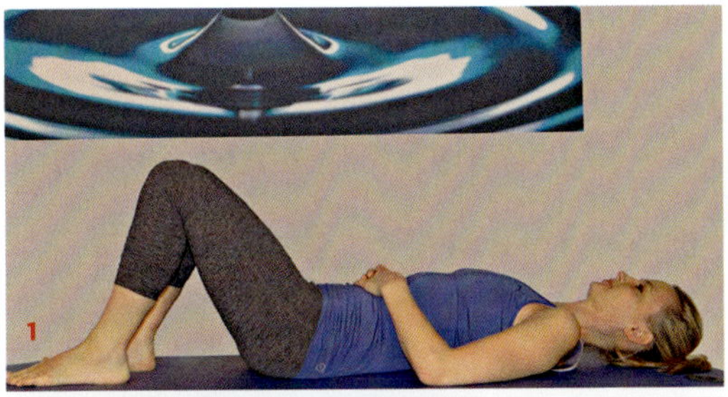
1

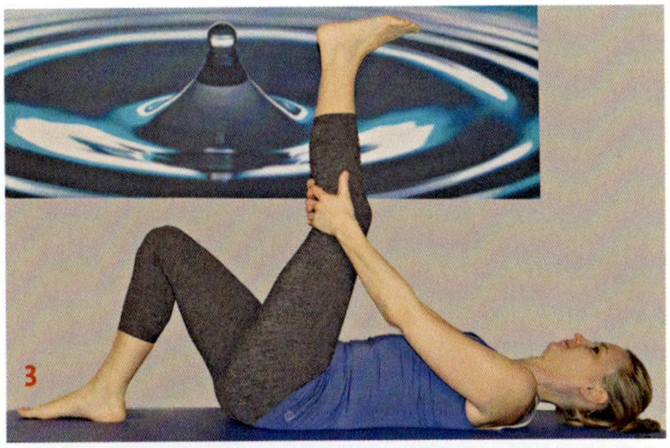
3

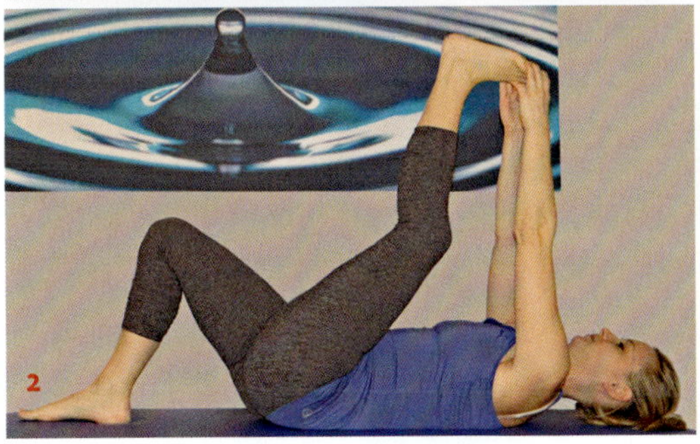
2

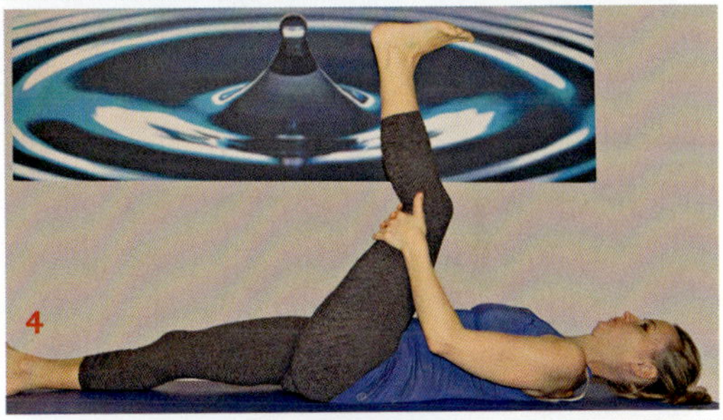
4

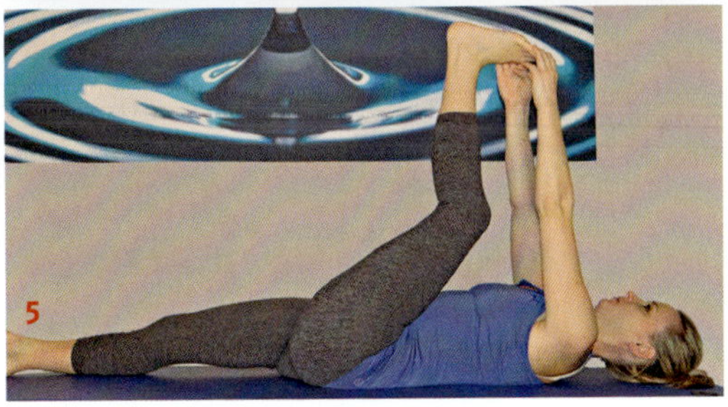
5

Dehnung der Beinrückseite

Ausgangsstellung: Rückenlage, der Oberkörper liegt flach auf, bei Hohlkreuztendenz Beine aufstellen, ansonsten ausstrecken

Durchführung: Ein Bein in die Höhe strecken und mit den Händen zum Körper herbeiziehen. Dabei auch die Zehen soweit als möglich herbeiziehen, um eine Dehnung am Unterschenkel zu spüren! Das Kniegelenk so weit wie möglich strecken!

Varianten: Zur verstärkten Dehnung werden die Zehen mit den Händen herbeigezogen. Bei stark verkürzter Muskulatur hingegen eignet sich ein Handtuch als Hilfestellung.

Dauer/Wiederholung: 20 Sekunden halten, 3 Serien pro Seite

Infobox

Die ischiocrurale Muskulatur hat ihren Ursprung am Tuber ischiadicum, und am lig. sacrotuberale, also direkt am Beckenknochen bzw. in der Lendenwirbelsäule! Bei Verkürzung dieser Muskeln kann sich dies auch negativ auf die LWS auswirken! Bei Problemen in der LWS daher auch immer die Beinrückseite dehnen. Auch bei neurologischen Symptomen wie Kribbeln oder Einschlafen der Beine ist eine dosierte Dehnung – am besten mit Anleitung – sinnvoll.

Beteiligte Muskeln & Regionen:
Beinrückseite, Ischiocrurale Muskulatur, m. trizeps surae

Beine und Knie – Dehnung – 87

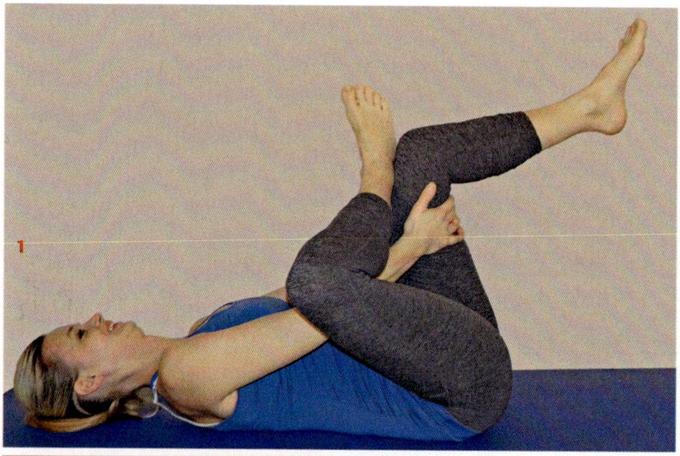

1

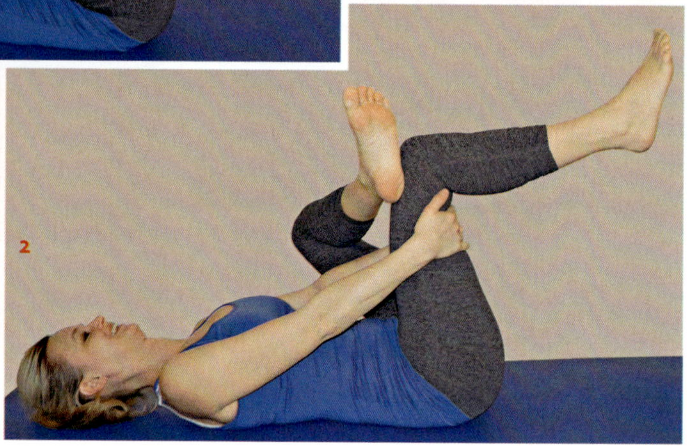

2

Dehnung des Gesäßes

Ausgangsstellung: Rückenlage, ein Bein über das andere kreuzen; Doppelkinnposition

Durchführung: Das untere Bein mit beiden Händen umfassen und zum Körper ziehen, bis eine Dehnung im Gesäßbereich spürbar wird. Mit dem Bauch dagegen spannen, um nicht ins Hohlkreuz zu kommen. Schultern und Kopf bleiben während der gesamten Übung am Boden.

Dauer/Wiederholung: 20 Sekunden pro Seite

Infobox

Diese Übung dehnt die globalen, großen Gesäßmuskeln. Bei Problemen in der Lendenwirbelsäule sind diese Muskeln häufig verspannt. Da der N. ischiadicus (Ischiasnerv) seine Durchtrittstelle durch den großen Gesäßmuskel hat, kann der verspannte Muskel den Nerv so weit einengen, dass neurologische Ausstrahlungen ins Bein wie Kribbeln und Einschlafen des Beins vorkommen können (vgl. auch Übung 88).

Beteiligte Muskeln:

m. gluteus minimus, medius, maximus, m. piriformis, m. tensor fascie late, m. obturatorius internus, Mm. Gemelli, m. quadratus femoris

Beine und Knie – Dehnung – 88

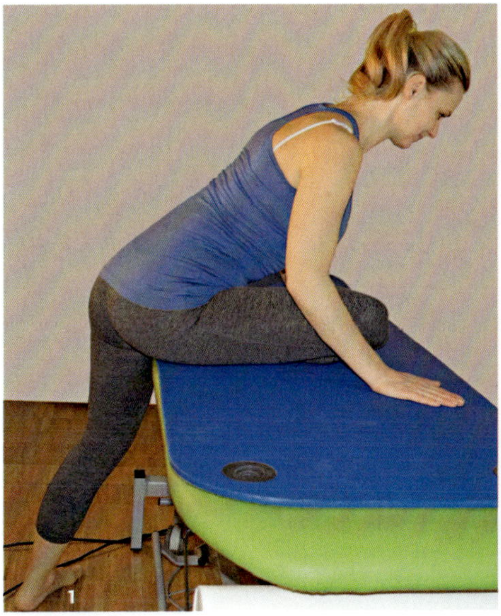

1

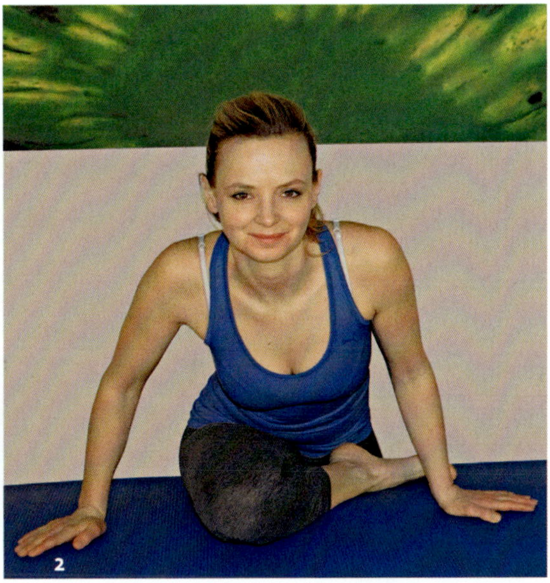

2

Dehnung des Gesäßes

Ausgangsstellung: Auf einem Bein stehen, das andere Bein abgewinkelt auf einem Tisch ablegen.

Durchführung: Mit geradem Oberkörper nach vorne beugen, bis eine Dehnung im Gesäß- und Oberschenkelbereich spürbar wird. Der Blick bleibt geradeaus nach vorne gerichtet.

Dauer/Wiederholung: 20 Sekunden pro Seite, 3 Serien

Infobox

Diese Übung dehnt eher die tiefen Gesäßmuskeln, speziell den m. piriformis. Bei Problemen in der Lendenwirbelsäule sind diese Muskeln häufig verspannt. Da der N. ischiadicus (Ischiasnerv) seine Durchtrittstelle durch den großen Gesäßmuskel hat, kann der verspannte Muskel den Nerv so weit einengen, dass neurologische Ausstrahlungen ins Bein wie Kribbeln und Einschlafen des Beins vorkommen können (vgl. auch Übung 87).

Beteiligte Muskeln:

m. gluteus minimus, medius, maximus, m. piriformis, m. tensor fascie late, m. obturatorius internus, Mm. Gemelli, m. quadratus femoris

Beine und Knie – Dehnung – 89

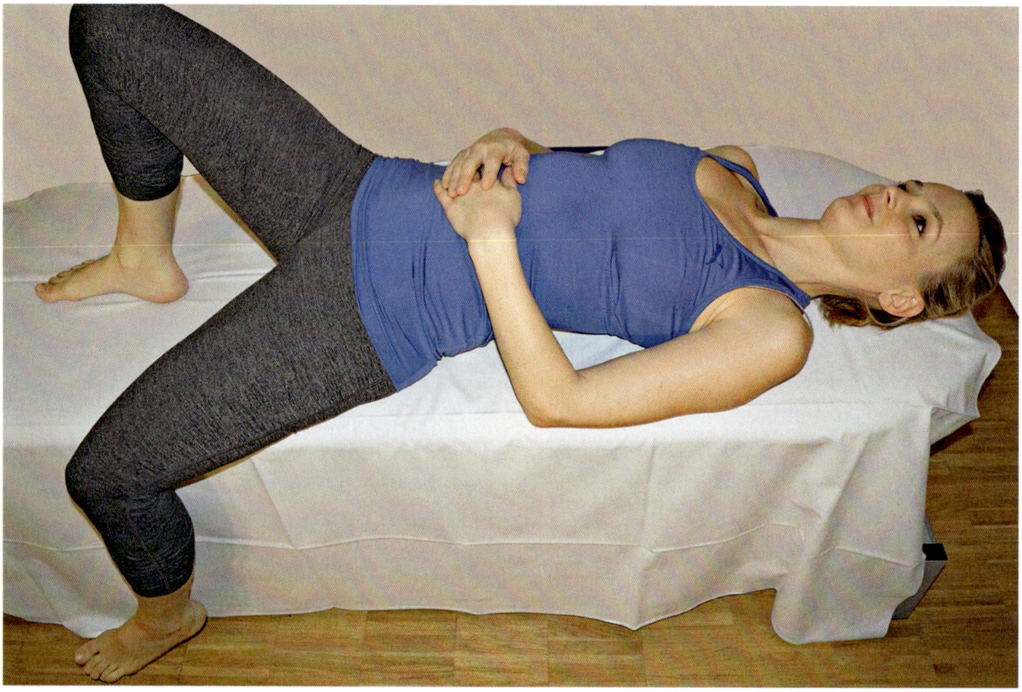

Dehnung Hüftbeuger

Ausgangsstellung: Rückenlage auf einer Liege oder einem hohen Bett

Durchführung: Soweit zur Seite rutschen, dass ein Bein frei runterhängen kann und eine deutliche Dehnung in der Hüft-Leisten-Gegend zu spüren ist. Das andere Bein aufstellen, damit nicht so leicht ins Hohlkreuz ausgewichen werden kann. Mit dem Becken aktiv nach unten spannen.

Dauer/Wiederholung: 20 Sekunden pro Seite, 3 Serien

Infobox

Als Variation von Übung 80 gilt das bereits dort Gesagte: Der Hüftbeuger hat seinen Ursprung direkt an den Wirbelkörpern der Lendenwirbelsäule und zieht schräg im Körper nach unten zum Oberschenkel. Bei starker Verkürzung zieht der Muskel die Lendenwirbelsäule ins vermehrte Hohlkreuz. Oft ist der Muskel verspannt, was sich in Leistenschmerz ausdrücken kann. Ausgleichendes Dehnen ist daher vor allem für Menschen mit vorwiegend sitzender Tätigkeit besonders wichtig!

Beteiligte Muskeln & Regionen:
Becken und Leistengegend, M. iliopsoas, m. quadrizeps obere Anteile, Teile der Adduktoren, m. sartorius, m. iliacus

Beine und Knie – Mobilisierung – 90

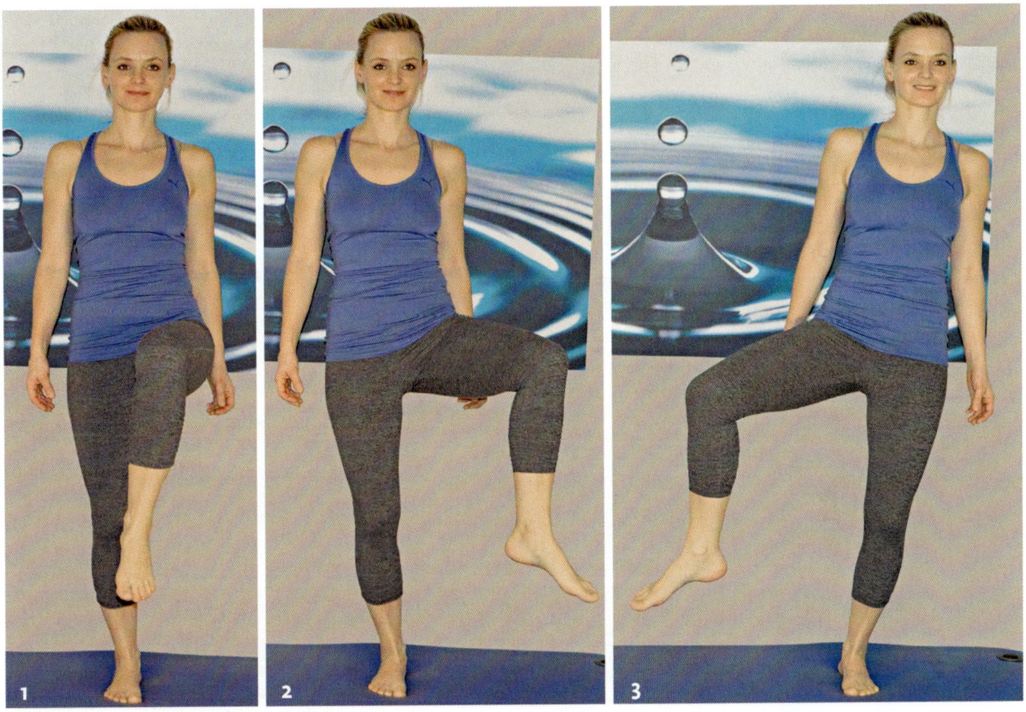

Mobilisation Hüftgelenke, Beckenbereich, Oberschenkel

Ausgangsstellung: Hüftbreiter Stand, Arme hängen locker zur Seite

Durchführung: In den Einbeinstand gehen, und das Bein bis auf ca. 90 Grad anheben. Anschließend eine kreisende Bewegung soweit wie möglich nach außen und wieder zurück durchführen. Der Oberkörper sollte sich dabei nicht mitdrehen und dagegen stabilisieren. Ein stabiler Einbeinstand muss möglich sein, nötigenfalls kann man sich auch festhalten.

Dauer/Wiederholung: 15–20-mal pro Seite

Infobox

Arthrosen im Hüftgelenk äußern sich zum Beispiel in Anlaufschmerzen oder im fortgeschrittenen Stadium auch in Ruheschmerzen. Eine schmerzfreie regelmäßig durchgeführte Mobilisationsübung bringt bessere Durchblutung und Mobilität im Gelenk. Wenn die Übung schmerzt, dann ist sie nicht geeignet und muss mit dem Arzt oder Therapeuten besprochen werden.

Beteiligte Muskeln & Regionen:
Hüftgelenke, Quadrizeps, Iliopsoas, Mm. Gluteii, m. Tensor fascie late, Adduktoren

Beine und Knie – Mobilisierung – 91

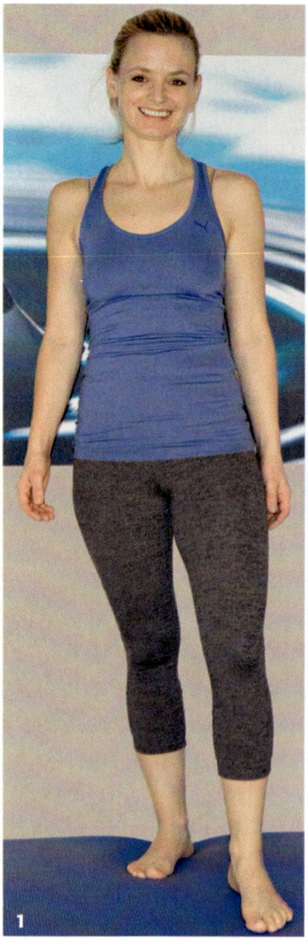
1

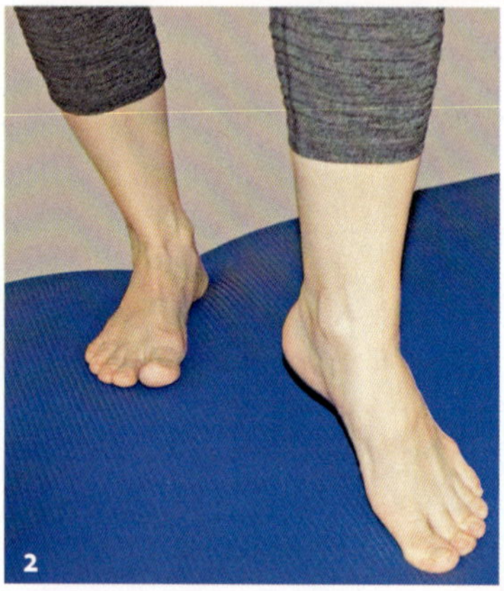
2

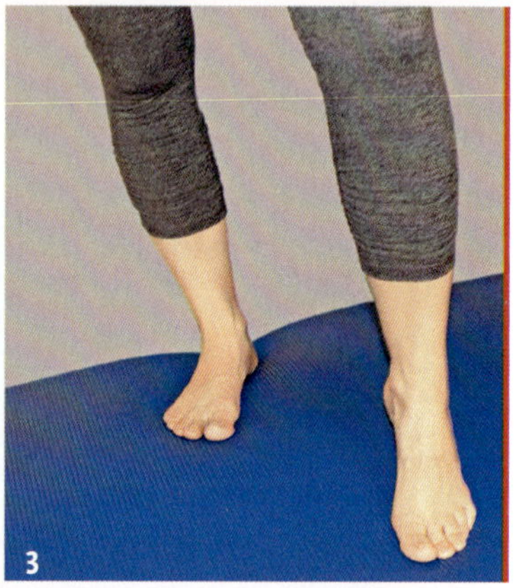
3

Mobilisation der Sprunggelenke

Ausgangsstellung: Hüftbreiter Stand

Durchführung: Ein Fuß steht stabil am Boden, der andere hat nur mit den Zehen Kontakt zum Boden, die Ferse ist abgehoben. Mit dem Sprunggelenk kreisende Bewegungen durchführen.

Dauer/Wiederholung: eine halbe Minute pro Seite, 3 Serien

Infobox

Durch das Behalten des Bodenkontakts mit den Zehen wird verhindert, dass man mit den Hüften ausweichen kann und die Bewegung somit auch wirklich im Sprunggelenk ankommt. Häufig kommt es zu Verletzungen im Sprunggelenk, weil zu wenig aufgewärmt wird. Diese gezielte Mobilisation eignet sich hervorragend als Aufwärmübung! Wichtig sind dabei endgradiges Kreisen und die ausreichende Dauer, um eine verstärkte Durchblutung und eine Mobilisation im Gelenk herbeizuführen.

Beteiligte Muskeln & Regionen:
oberes und unteres Sprunggelenk, m. tibialis anterior, m. extensior digitorum longus et hallucis longus, Mm. Fibularis, m. trizeps surae (Wadenmuskel)

Beine und Knie – Kräftigung – 92

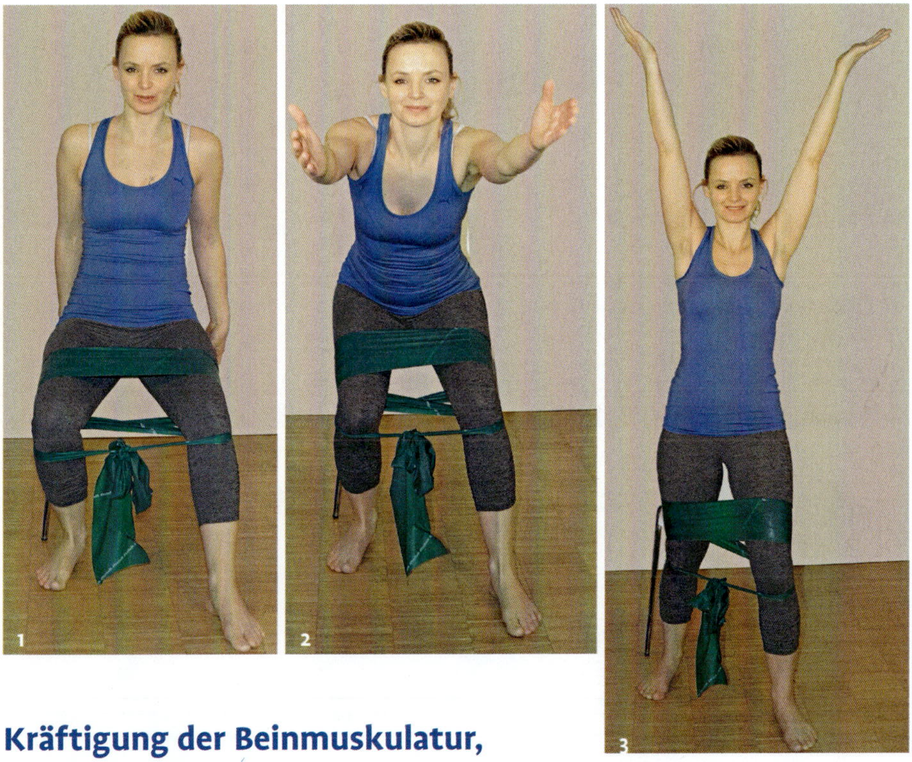

Kräftigung der Beinmuskulatur, Beinachsentraining

Ausgangsstellung: Sitz auf einem Hocker, elastisches Band um die Oberschenkel und um die Unterschenkel gewickelt, Beine hüftbreit in Schrittstellung geöffnet, Arme hinter dem Körper, Oberkörper aufrecht, Kopf in leichter Doppelkinnposition

Durchführung: Langsam beide Arme gestreckt nach vorne und oben bringen, die Handflächen dabei nach außen drehen und in der Schrittstellung vom Hocker aufstehen bis Arme und Beine gestreckt sind. Das Band wird während der gesamten Übung mit mittlerer Spannung nach außen von den Beinen auf Spannung gehalten. Anschließend wieder in den Sitz kommen, beide Beine bleiben immer am Boden.

Dauer/Wiederholung: 15-mal wiederholen, 3 Serien

Infobox

Diese Übung eignet sich gut als Kräftigung der gesamten Beinmuskulatur, als Beinachsentraining und zur Korrektur bei X- oder O-Beinen, da das Band von den Muskeln immer in einer perfekten Linie gehalten werden muss. Es empfiehlt sich daher diese Übung vor einem Spiegel durchzuführen.
Zudem wird der Rücken durch das nach vorne Kommen beim Aufstehen gekräftigt, weshalb diese Übung auch gut im Rückentraining einsetzbar ist.

Beteiligte Muskeln & Regionen:
gesamte Beinmuskulatur, Rücken, Arme

Beine und Knie – Kräftigung – 93

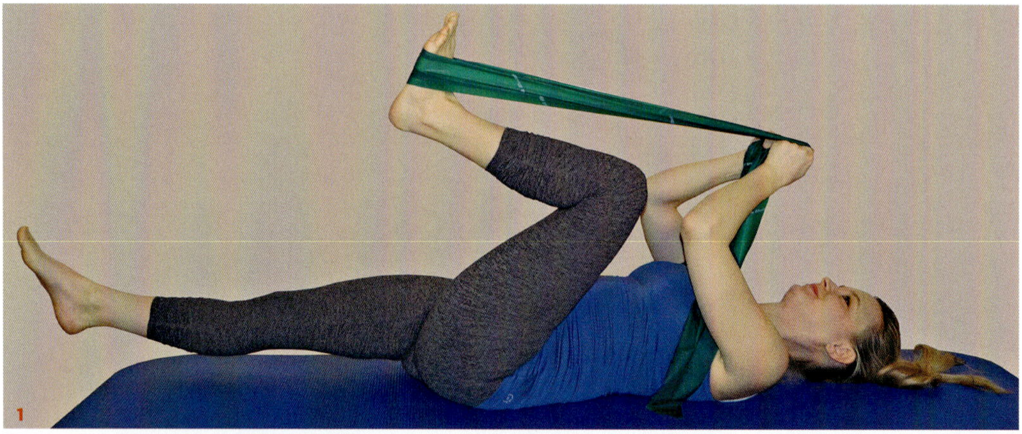

1

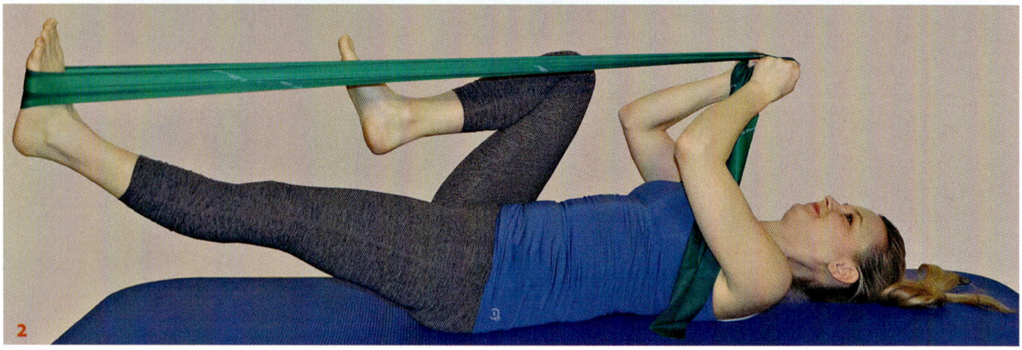

2

Kräftigung der Beine und des Bauches mit einem elastischen Band

Ausgangsstellung: Rückenlage auf einer Matte, elastisches Band um beide Handgelenke gewickelt, ein Fuß in der Bandschleife. Der Kopf liegt entspannt abgelegt in Doppelkinnposition.

Durchführung: Beide Hände umschließen fest und statisch das Band und halten es in der Position über dem Gesicht. Nun beide Beine abwechselnd nach vorne und unten Richtung Matte strecken ohne mit der LWS von der Matte anzuheben. Der Bauch muss dagegen anspannen.

Dauer/Wiederholung: 20 Wiederholungen pro Seite, 3 Serien

Infobox

Wenn man gerne mit einem elastischen Band trainiert, stellt diese Übung eine hervorragende Alternative zu herkömmlichen Beinübungen dar. Es wird praktisch die komplette Beinmuskulatur trainiert und der Bauch muss statisch auch fest dagegen halten können. Er stellt das wichtigste Qualitätskriterium dieser Übung dar, da er die LWS in Ihrer Position halten muss, damit diese während der Übung nicht abhebt!

Beteiligte Muskeln & Regionen:
Bein-, Bauchmuskeln und Arme

Beine und Knie – Kräftigung – 94

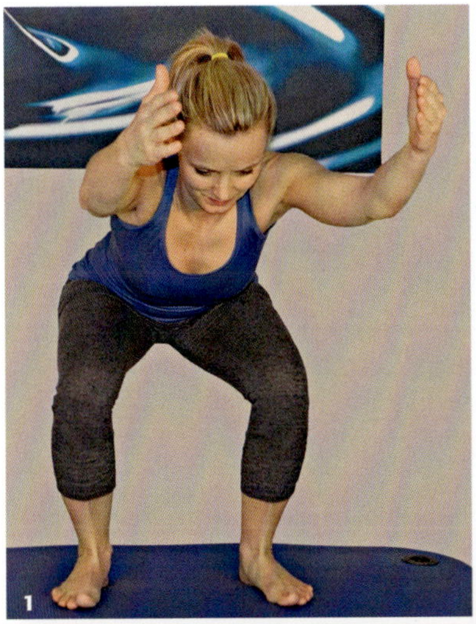

1

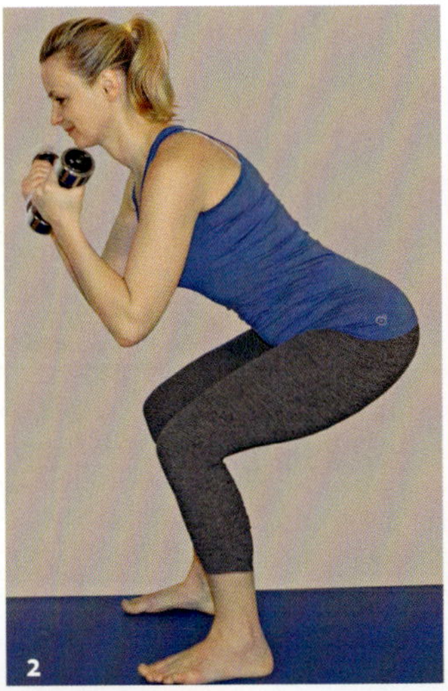

2

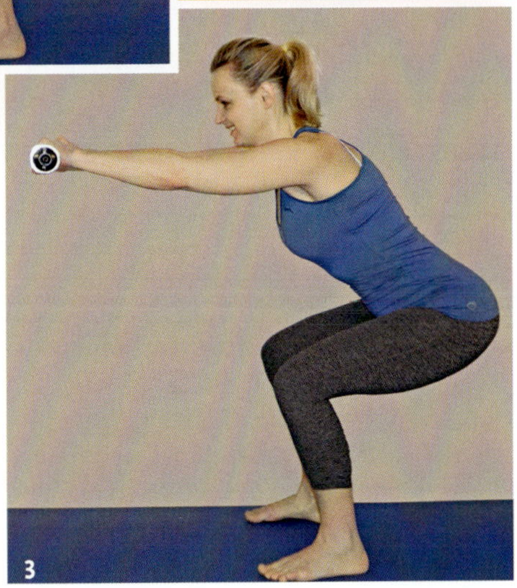

3

Kniebeugen (Squats)

Ausgangsstellung: Hüftbreiter Stand, Blick nach unten, natürliches Hohlkreuz beibehalten.

Durchführung: Klassische Kniebeugen – In die Knie gehen und sich dabei vorstellen, sich auf einen Hocker zu setzen. Die Lendenwirbelsäule darf ihre natürliche Krümmung behalten, aber nicht extra ins Hohlkreuz gehen. Auf die Beinachsen achten, d.h., die Knie nicht nach außen oder innen drehen, Knie nicht über die Zehenspitze bringen.

Als Variante können Gewichte dazu genommen werden. Zu Beginn werden die Arme abgewinkelt, als Steigerung bleiben sie in der klassischen gestreckten Haltung.

Dauer/Wiederholung: 3-mal 15 Wiederholungen

Infobox

Ohne Zuhilfenahme von Gewichten sollten jedenfalls drei Mal 15 Wiederholungen geschafft werden. Diese Übung wird speziell in der Rücken- und Knierehabilitation eingesetzt und kann ohne Gewichte schon sehr früh nach Abklingen akuter Phasen in der Therapie eingesetzt werden.
Als Krafttraining das Gewicht so wählen, dass gerade noch drei Mal 15 Wiederholungen geschafft werden.

Beteiligte Muskeln & Regionen:
Quadrizeps, Gesamte Rückenmuskulatur

Beine und Knie – Kräftigung – 95

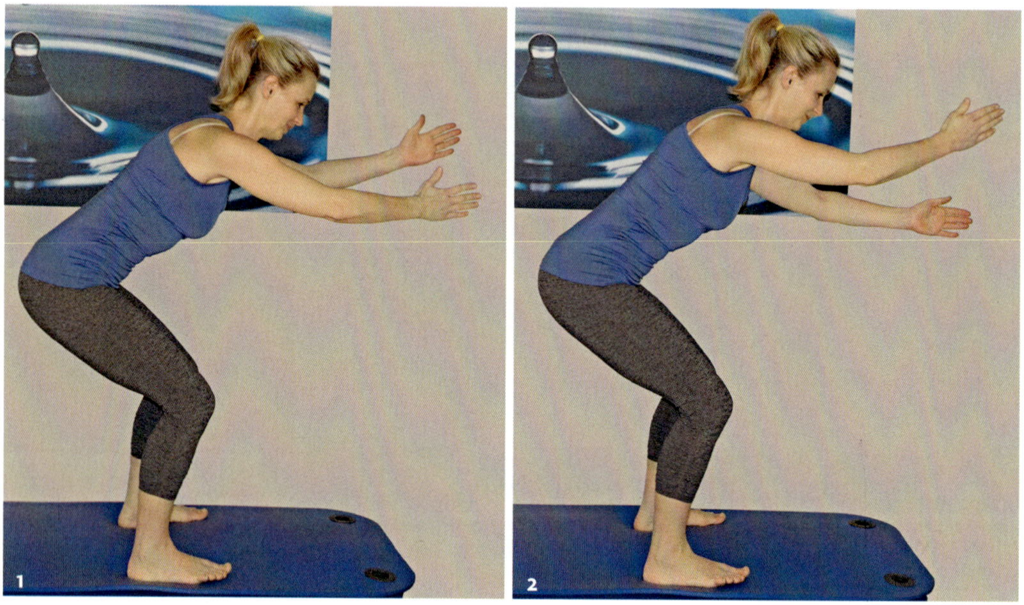

Kniebeugen statisch

Ausgangsstellung: Hüftbreiter Stand, Blick nach unten, natürliches Hohlkreuz beibehalten.

Durchführung: In die Kniebeuge gehen. Auf eine natürliche Haltung in der LWS achten, kein zu starkes Hohlkreuz. Oberkörper weit nach vorne lehnen. Bei gehaltener Position mit beiden Armen kleine, schnelle Hackbewegungen machen, bis ein deutlicher Ermüdungszustand im Rücken und in der Oberschenkelmuskulatur auftritt. Danach aus der Position hochgehen.

Dauer/Wiederholung: eine halbe Minute, Pause, 10–15 Serien

Infobox

Eine ausgezeichnete fortgeschrittene Kraftübung, wenn keine Geräte zur Verfügung stehen. Wird in der Knie- und Rückenrehabilitation eingesetzt.
Die Oberschenkelmuskulatur muss isometrisch halten und die Rückenmuskeln müssen den kleinen, schnellen Bewegungen der Arme entgegenhalten.

Beteiligte Muskeln & Regionen:
Beinmuskulatur, Rücken, Arme

Beine und Knie – Kräftigung – 96

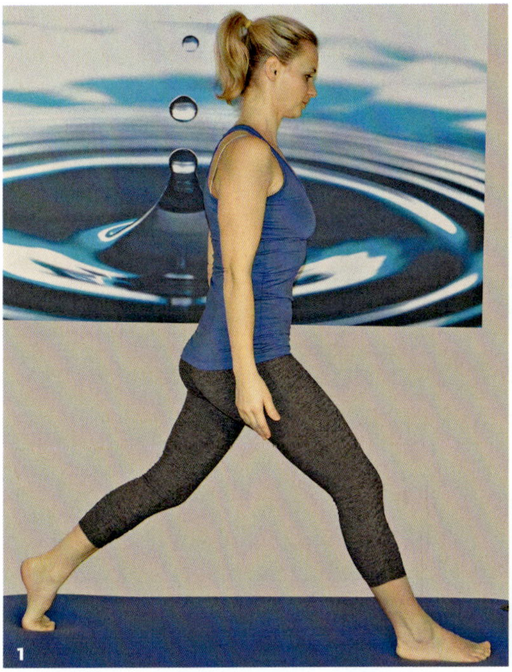

1

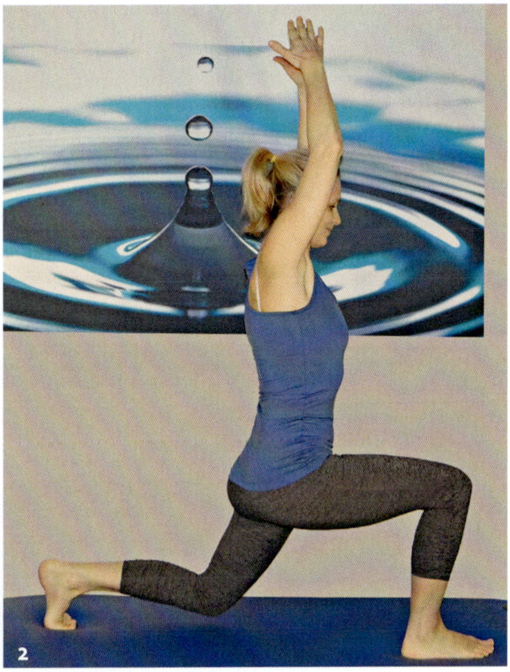

2

Squat lounges

Ausgangsstellung: Ausfallschritt, die Füße befinden sich in einer Linie, das Knie des vorderen Beines schaut nicht über die Zehenspitzen, Arme seitlich entlang des Körpers, Oberkörper aufrecht, leichte Doppelkinnposition

Durchführung: Mit dem hinteren Knie gerade Richtung Boden (ca. 2 cm Abstand zum Boden immer halten) gehen, die Arme dabei über dem Kopf zusammenführen.

Dauer/Wiederholung: 15 Wiederholungen pro Seite, 3 Serien

Achtung: Den Oberkörper nicht nach vorne beugen, kein Hohlkreuz bilden und gerade Richtung Boden gehen!

Infobox

Kraftübung mit Betonung auf den Hüftbeuger und den Quadrizeps des hinteren Beines. Für Personen mit sitzender Tätigkeit eine optimale Übung. Durch das nach oben hinter den Kopf Führen der Arme bekommt man eine verstärkte Betonung in der Rückenmuskulatur. Man kann auch Kurzhanteln zur Hilfe nehmen um eine stärkere Kräftigung zu bekommen. Im Kniegelenk des hinteren, tief gebeugten Knies kommt es bei der Übung zu starken Druck- und Zugverhältnissen, welche in der Knierehabilitation eingesetzt werden.

Beteiligte Muskeln & Regionen:
Beinmuskulatur, Rücken, Arme

Beine und Knie – Kräftigung – 97

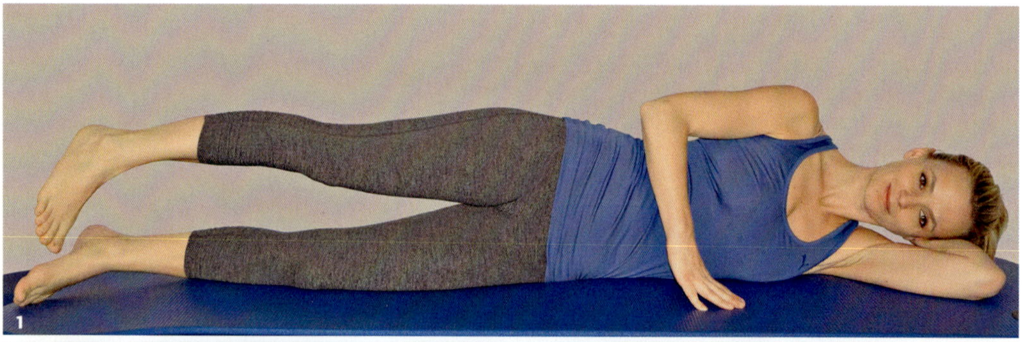

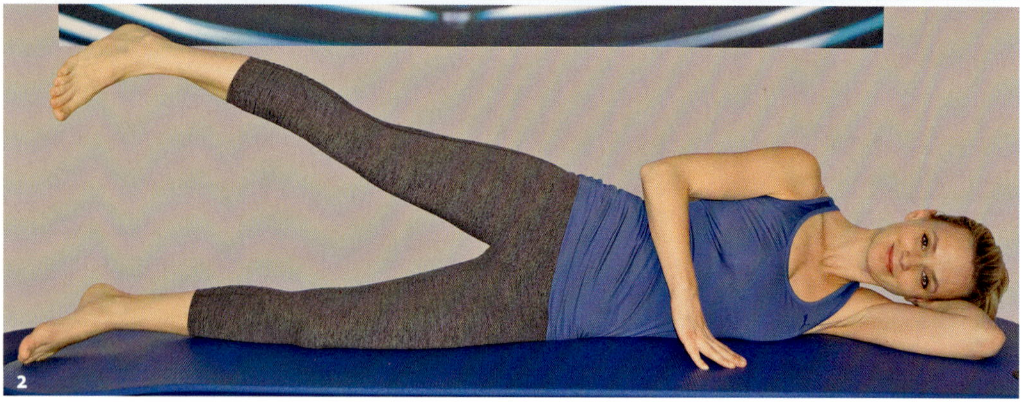

Kräftigung Oberschenkel und Gesäß

Ausgangsstellung: Seitenlage, der Kopf ist locker und entspannt auf dem unteren Arm abgelegt, der obere Arm ist auf der Matte abgestützt.

Durchführung: Die Ferse des oberen Beines Richtung Decke drehen und dabei das Bein langsam nach oben und wieder nach unten bewegen. Darauf achten, dass der Oberkörper möglichst entspannt bleibt und die ganze Kraft aus den Beinen kommt. Nicht ins Hohlkreuz ausweichen!

Variante: Mit dem Bein oben bleiben und mit dem Fuß kreisen.

Dauer/Wiederholung: 15–20-mal , Pause, 3 Serien

Infobox

Der Oberschenkel und speziell die seitliche Region mit dem Muskel tensor fascie late hat eine wichtige Aufgabe als Stabilisator beim Gehen und Stehen. Auch bei Knieproblemen ist es wichtig, diesen Muskel zu dehnen und zu kräftigen.

Beteiligte Muskeln & Regionen:
Gesäß und Beine, M.m gluteii, m. tensor fascie late, Quadrizeps

Beine und Knie – Kräftigung – 98

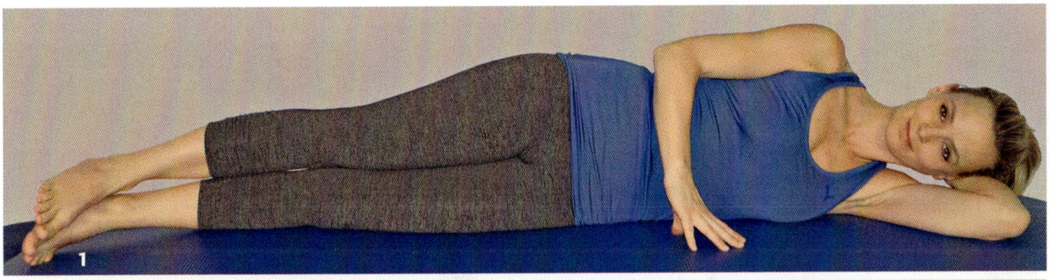

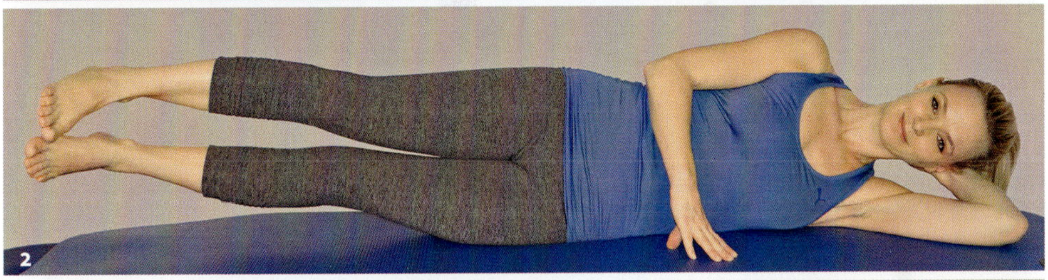

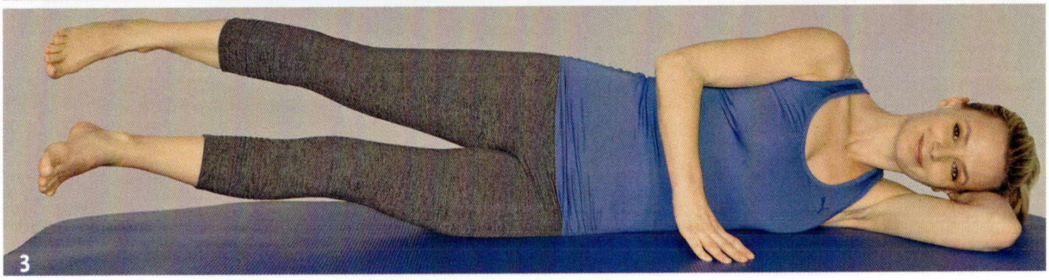

Beine und seitlicher Rumpf/Bauch

Ausgangsstellung: Seitenlage, der Kopf ist locker und entspannt auf dem unteren Arm abgelegt, der obere Arm ist auf der Matte abgestützt.

Durchführung: Beine fest anspannen, geschlossen von der Matte abheben und hoch und tief ziehen bis die Ermüdung deutlich in den Muskeln der Beine und des seitlichen Bauches zu spüren ist.

Dauer/Wiederholung: 15–20-mal, 3 Serien

Anschließend beide Beine von der Matte heben und eine Minute lang mit kleinen, schnellen Bewegungen abwechselnd nach vorne und hinten ziehen. Darauf achten, nicht zu stark ins Hohlkreuz und mit den Beinen nicht zu weit nach oben zu gehen.

Infobox

Die schrägen und queren Bauchmuskeln haben ihren Ursprung an der Wirbelsäule. Sie haben oft schmerzhafte Verspannungen, welche sich in Kreuzschmerzen ausdrücken, wobei die Wirbelsäule selber aber keine Pathologien aufweist, sondern die Ursache in der verspannten Muskulatur zu finden ist. Durch regelmäßige Stärkung werden Durchblutung und Belastung der Muskulatur verbessert, sodass die Belastbarkeit im Alltag steigt.

Beteiligte Muskeln & Regionen:
Beinmuskulatur, schräge und quere Bauchmuskeln, m. quadratus lumborum

Beine und Knie – Kräftigung – 99

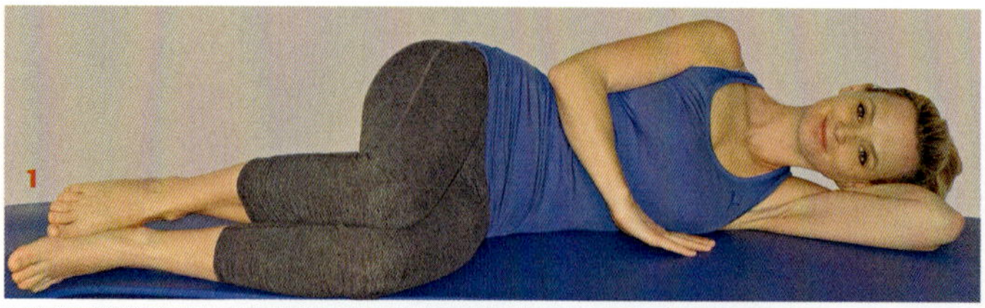

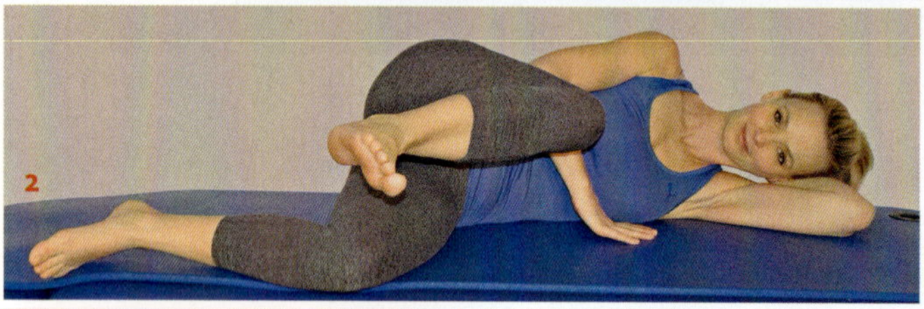

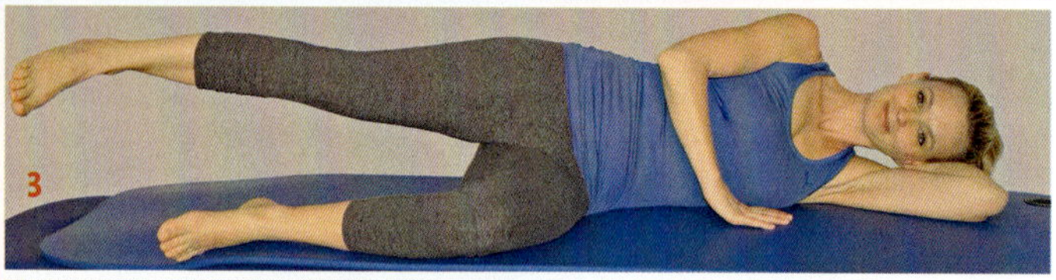

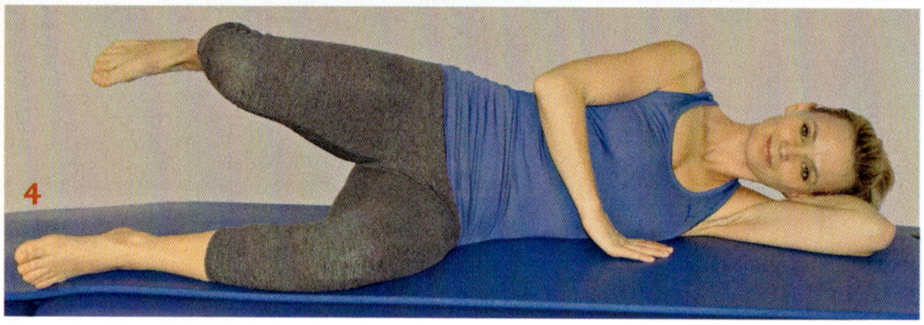

Kräftigung Gesäß und Beinmuskulatur

Ausgangsstellung: Seitenlage, beide Beine sind auf 90 Grad gebeugt. Der Kopf ist locker auf dem unteren, gebeugten Arm abgelegt. Der obere Arm ist auf der Matte abgestützt.

Durchführung: Das obere Bein leicht auf Hüfthöhe abheben und eine kreisende Radfahrbewegung durchführen, bis eine deutliche Ermüdung in der Gesäß- und Beinmuskulatur zu spüren ist.

Dauer/Wiederholung: eine halbe Minute pro Seite, 3 Serien

Infobox

Sehr gute gezielte Kräftigungsübung für die Beine und das Gesäß, weil mit dem eigenen Gewicht gegen die Schwerkraft gearbeitet werden muss. In der Rehabilitation von Lendenwirbelsäule, Hüfte und Beckenbereich ein wichtiger Bestandteil, da die gesamte Beinmuskulatur über funktionelle Muskelketten mit dem Rücken verbunden ist. Bei Knie- und Sprunggelenksproblematiken kann auch in der Früh- bzw. Akutphase mit solchen Übungen im Liegen begonnen werden.

Beteiligte Muskeln & Regionen:
Mm. Gluteii, m. quadrizeps, tensor fascie late, Rücken, Fuß

Beine und Knie – Kräftigung – 100

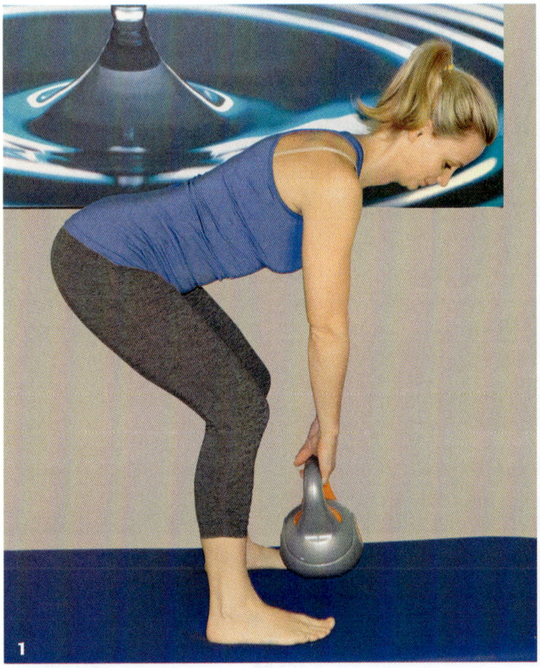

1

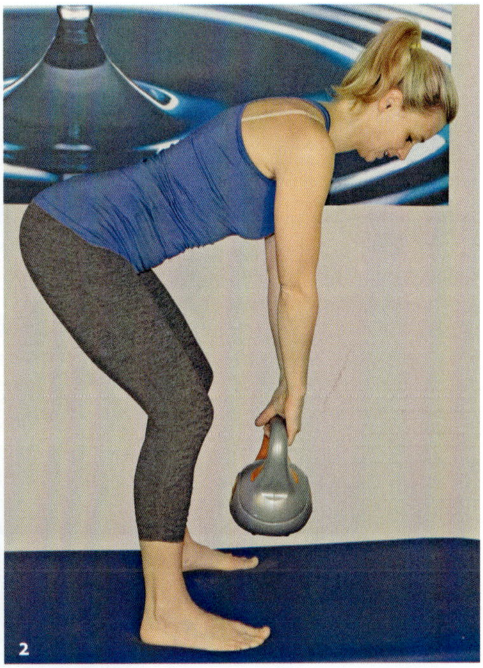

2

Richtiges Heben

Ausgangsstellung: Hüftbreiter Stand, Knie zeigen etwas nach außen, Last in beide Hände nehmen

Durchführung: Mit beiden Beinen eine tiefe Kniebeuge machen. Soweit hinunter gehen bis die Last mit beiden Händen genommen werden kann, ohne dass man einen runden Rücken machen muss. Das Gewicht so körpernah wie möglich nehmen. Der Blick ist dabei immer nach unten, Richtung Boden gerichtet. Auf ein natürliches Hohlkreuz in der LWS achten. Mit dem körpernah getragenen Gewicht langsam aufrichten. Anschließend wieder nach unten gehen.

Dauer/Wiederholung: (als Training) 3-mal 15 Wiederholungen

Infobox

Mit dieser Übung wird Muskulatur (wieder) aufgebaut und schmerzfreies Heben und Tragen für den Alltag geübt. Wenn man gelernt hat, richtig zu heben, sodass es für die Strukturen im Rücken und den Beinen nicht schädlich ist, kann man auch die Angst vor möglichen Schäden bzw. Verletzungen abbauen. Am besten mit dem Therapeuten besprechen und auf die individuellen Bedürfnisse im Alltag abstimmen.

Beteiligte Muskeln & Regionen:
gesamte Beinmuskulatur, Rückenmuskeln, speziell unterer Rücken – LWS

Beine und Knie – Verweise

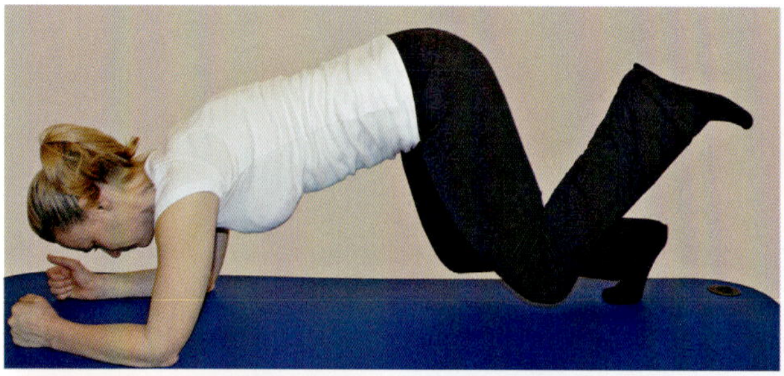

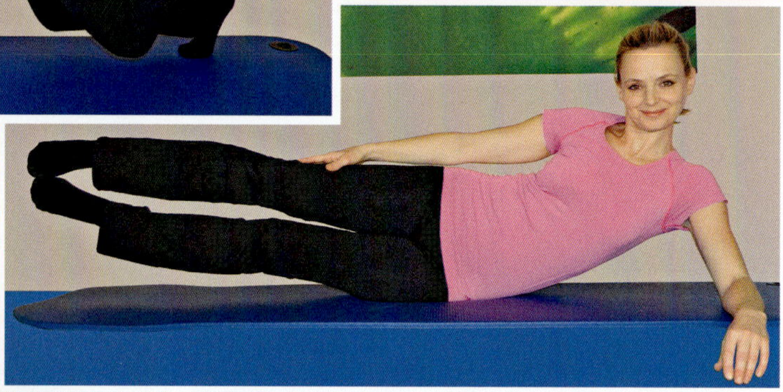

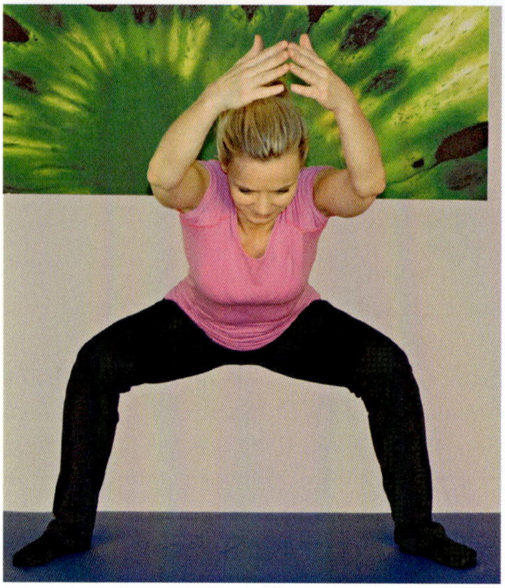

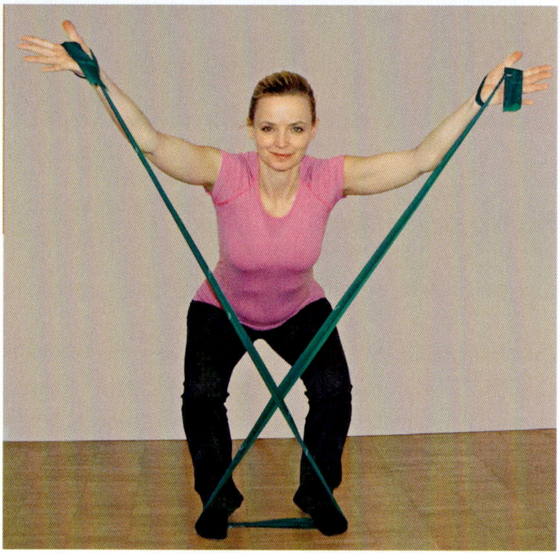

Die folgenden Übungen aus anderen Kapiteln sind auch besonders gut für die Beine und Knie geeignet.

Übung 13 (BWS)
Übung 20 (BWS)
Übung 22 (BWS)
Übung 23 (BWS)
Übung 24 (BWS)
Übung 25 (BWS)
Übung 28 (LWS)
Übung 29 (LWS)
Übung 30 (LWS)
Übung 33 (LWS)
Übung 34 (LWS)
Übung 36 (LWS)
Übung 37 (LWS)
Übung 38 (LWS)
Übung 39 (LWS)
Übung 44 (LWS)
Übung 46 (LWS)
Übung 49 (LWS)
Übung 51 (LWS)
Übung 52 (LWS)
Übung 53 (LWS)
Übung 54 (LWS)

Übungsprogramme

Übungsprogramm 1 – Übungsbuffet für das Büro

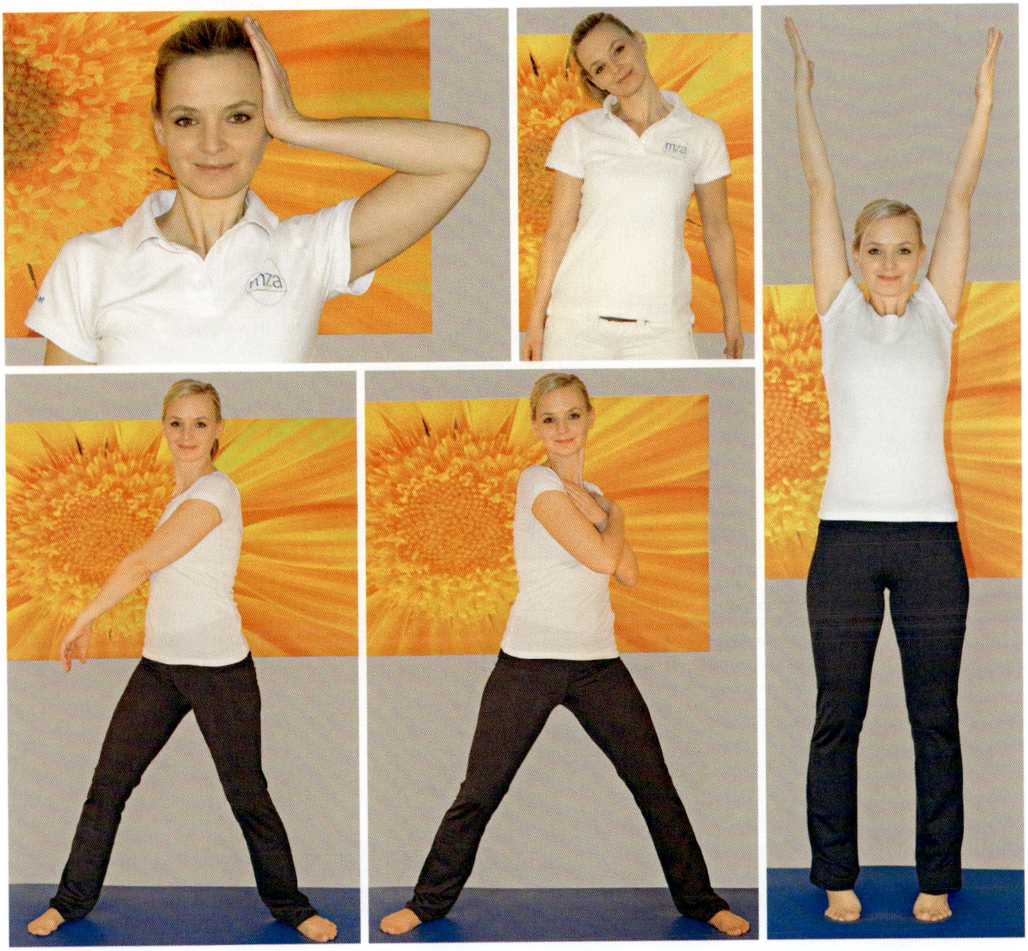

Übungen: 2, 3, 4, 8, 13, 14, 15, 26, 28, 51, 57, 59, 69, 70, 81, 90

Die Anforderungen in der Arbeitswelt sind oft sehr hoch – auch für den Bewegungsapparat. Pausen sind zu kurz oder werden nicht richtig genutzt. Auch wird die Mitarbeitergesundheit, etwa in Hinblick auf ergonomische Büroausstattung, nicht immer ausreichend berücksichtigt.

Wann dann Defizite in Kraft, Beweglichkeit und Dehnungszustand von Muskulatur und Gelenken hinzukommen, sind Beschwerden und Haltungsmängel vorprogrammiert. Daher ist es wichtig, in der Freizeit einen Ausgleich mit genügend Bewegung zu schaffen. Darüber hinaus wäre aber die Durchführung einiger Übungen im Laufe des Tages gleich im Büro sehr empfehlenswert, damit sich Beschwerden gar nicht erst bilden können. Das Ziel muss sein, die Belastbarkeit des Körpers zu steigern, um den Alltag beschwerdefrei bestreiten zu können.

Übungsprogramm 2 – Ganzkörperstabilität

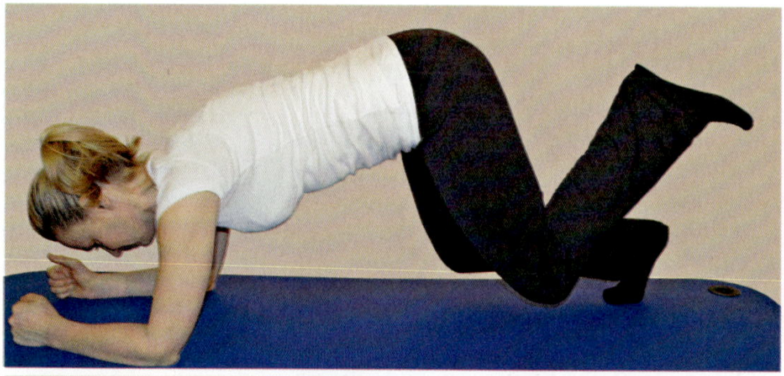

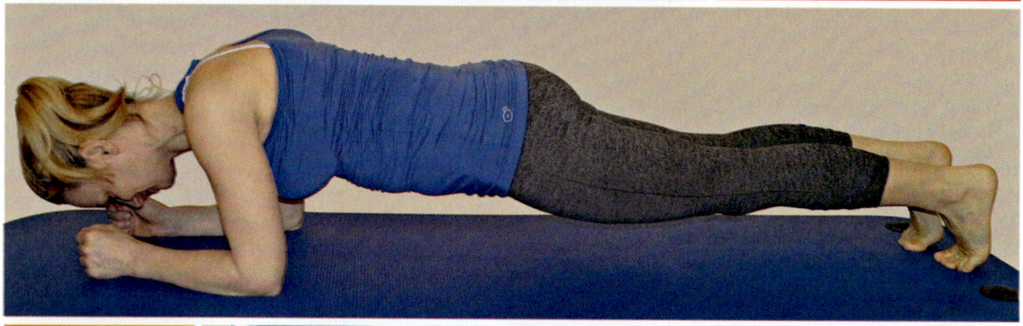

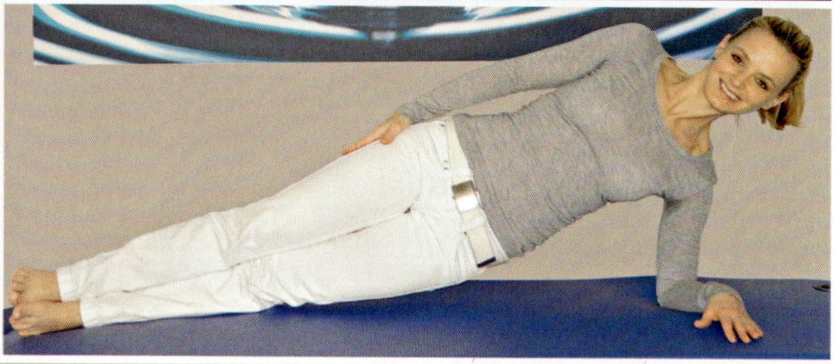

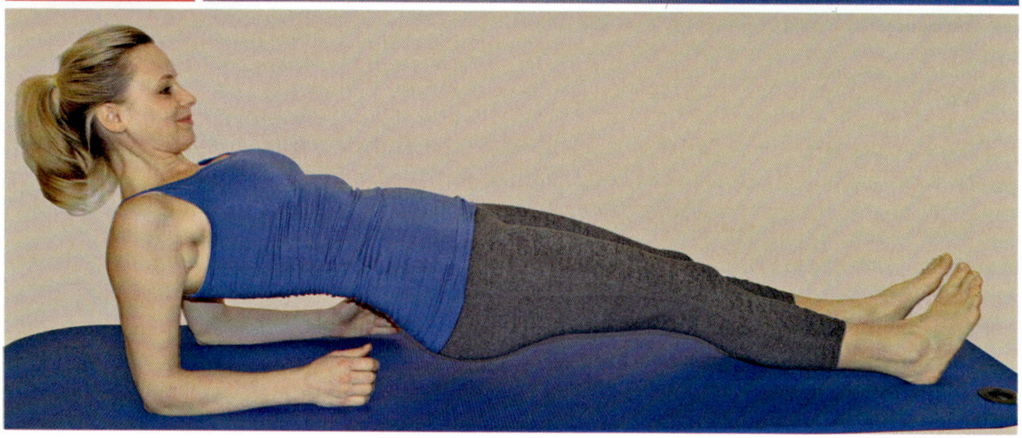

Kräftigung BWS, gesamter Rücken, Rumpf (Übung 24)

Position 1: Mit den abgehobenen Knien isometrische Spannung aufbauen. Position 2&3: Jeweils ein Bein vom Boden lösen. Jeweils 20 Sekunden halten

Unterarmstütz (Übung 13)

Position 1: Unterarmstütz. Position 2 & 3: Jeweils ein Bein vom Boden lösen. Jeweils 20 Sekunden halten

Seitstütz (Übung 72)

Position 1: Seitstütz. Position 2: Oberen Arm und oberes Bein heben. Position 3 & 4: Andere Seite. Jeweils 20 Sekunden halten

Schulterbrücke

Position 1: Schulterbrücke. Position 2 & 3: Jeweils ein Bein heben. Jeweils 20 Sekunden halten

Was steckt hinter einem Ganzkörperstabilitätstraining (core stability training)? Warum sollte es gemacht werden?

Die Rumpfmuskulatur kann als ein zylinderförmiger Schlauch angesehen werden. Der obere Deckel wird vom Zwerchfell, der untere von der Beckenbodenmuskulatur gebildet. Die innere Wand dieses Zylinders ist für die Stabilität und Feinjustierung der Wirbelsäule (lokale Muskulatur) zuständig, während die äußeren Schichten (globale Muskulatur) die Bewegung selbst, die Stabilisierung der Gelenke während der Bewegung und die Bewegungskontrolle übernehmen. Beide Systeme sind immer in Interaktion miteinander. Die Muskeln, die nahe der Wirbelsäule liegen, festigen die Wirbelsäule und machen sie für die Bewegung bereit. Bei der Bewegung selbst werden die globalen Muskeln zeitversetzt aktiviert.

Dieser Vorgang spielt beim Schutz der Wirbelsäule eine wichtige Rolle, da bei allen Bewegungen die vorbereitende Stabilisierung immer wieder optimal eingestellt werden muss. Bei den meisten Menschen mit Rückenproblemen ist diese vorbereitende Voreinstellung gestört.

Beim Training der Ganzkörperstabilität wird genau dieses Zusammenspiel trainiert – es fördert nicht nur die oberflächliche dynamische Muskulatur, sondern auch ganz gezielt die tief liegenden Haltemuskeln. Dabei werden beide Muskelsysteme koordinativ untereinander vernetzt.

Diese Fähigkeit des Zusammenspieles beeinflusst in hohem Maße die Qualität aller unserer Bewegungen. Aus diesem Grund ist core stability training nicht nur für den gesunden Rücken von Bedeutung, sondern spielt auch im Freizeitsport und in der Leistungsoptimierung bei Sportlern eine große Rolle.

Eine in Kraft und Koordination leistungsfähige Körpermitte ist ein wesentliches Trainingsziel jedes Muskeltrainings. Core stability training sollte deshalb in keinem Training fehlen.

Übungsprogramm 3 – Aufrechte Haltung

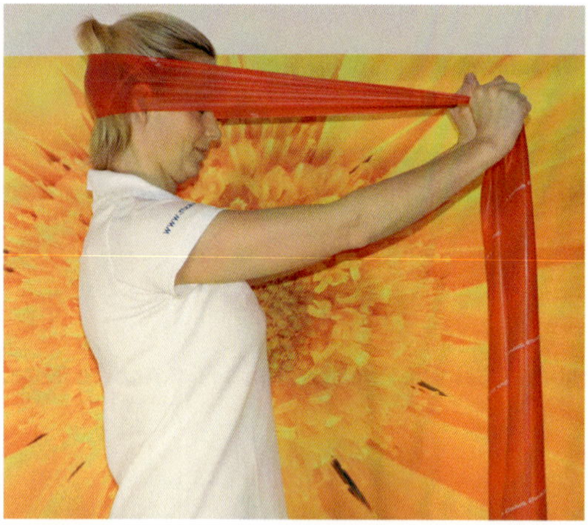

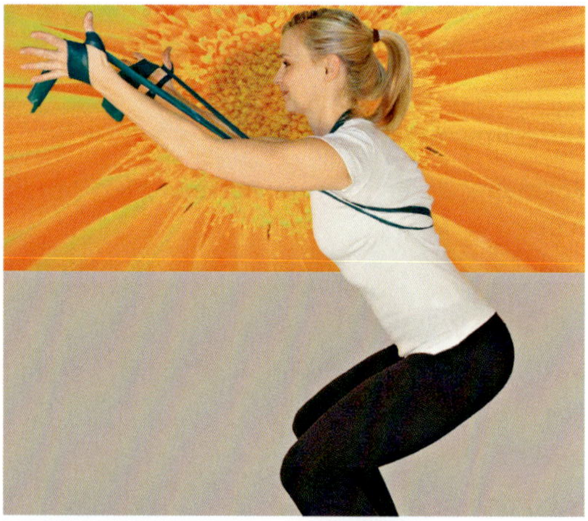

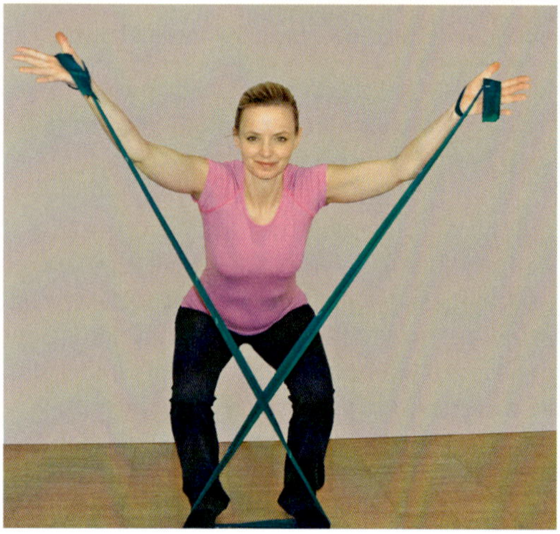

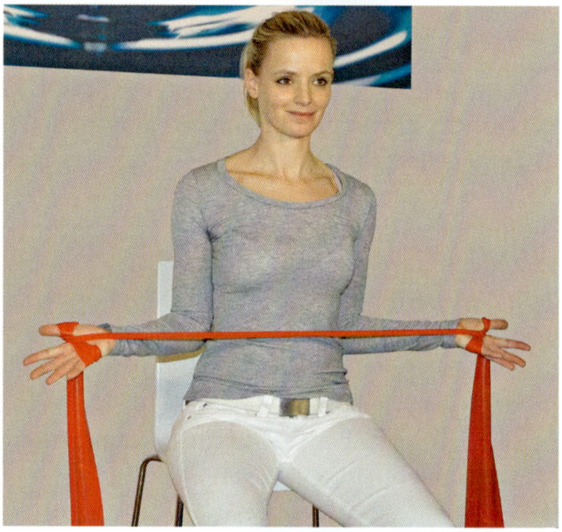

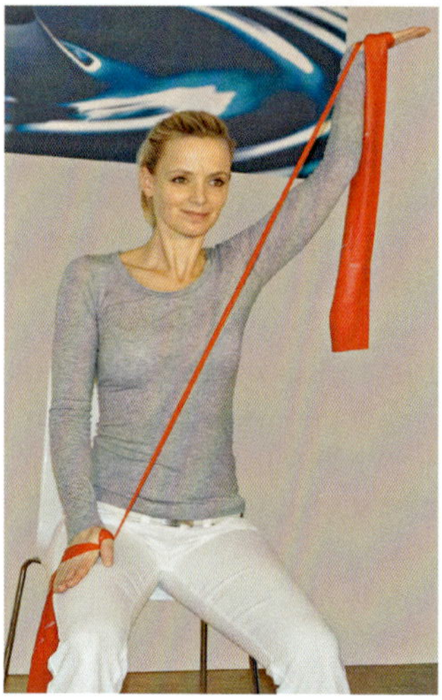

Anmodellieren der WS (Übung 8)
Jeden Wirbel an eine Wand anmodellieren. 30 Sekunden halten

Kurze Nackenmuskulatur (Übung 9)
Das Band nach vorne ziehen. 15 Wiederholungen

Rücken und Arme (Übung 25)
Das Band schräg nach oben ziehen. 15 Wiederholungen

LWS und gesamter Körper (Übung 53)
Das Band nach oben auseinander ziehen. 20 Wiederholungen

Dehnung Brustmuskulatur (Übung 57)
Den Oberkörper nach vorne drehen. Jeweils 20 Sekunden halten

Liegestütz gegen die Wand (Übung 70)
Liegestütz gegen eine Wand. 15 Wiederholungen

Rücken und Schultern (Übung 73)
Das Band horizontal auseinanderziehen. 20 Wiederholungen

Rumpf, Bauch, Schultern, Rücken (Übung 74)
Das Band schräg nach oben ziehen. 15-mal pro Seite

Beinachsentraining (Übung 92)
Mit Band um die Beine aufstehen. 15 Wiederholungen

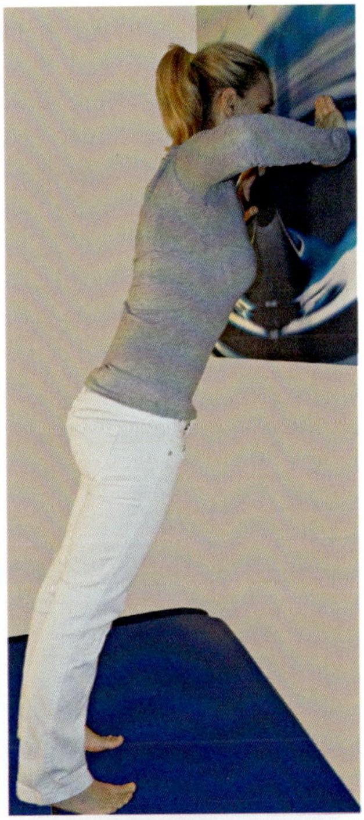

Die Wirbelsäule wird in vier Bereiche unterteilt: Die unterste Etage bilden Kreuzbein und Becken, sie bilden die Basis bzw. das Fundament der Wirbelsäule. Häufige Probleme hier sind Beckenschiefstände, Verspannungen, Verdrehungen und Steifigkeiten oder Blockaden in den Kreuzdarmbeingelenken.

Unmittelbar darüber befinden sich fünf große Lendenwirbel. Die LWS ist ein eher mobiler Abschnitt. Hier gibt es häufig eine zu starke Hohlkreuzbildung, Verspannungen, Steifigkeiten und Probleme mit den Bandscheiben.

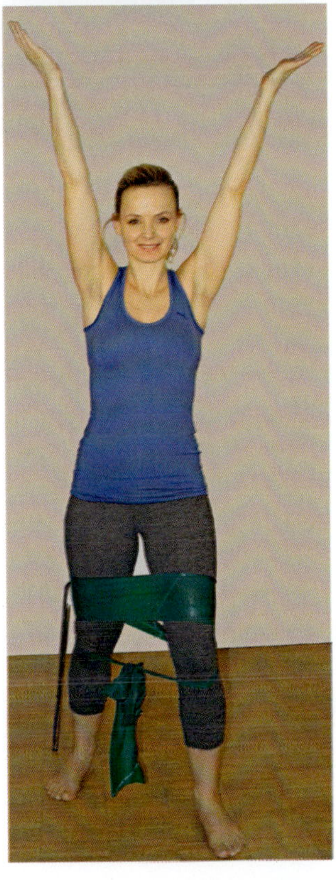

An die LWS schließen 12 Brustwirbeln an, an denen die Rippen aufgehängt sind. Insgesamt bilden 12 Rippenpaare den Brustkorb. Die BWS ist ein stabilisierender Wirbelsäulenabschnitt. Die BWS neigt sehr zur Versteifung, hier finden sich oft verstärkte Rundrückenbildung und Blockaden an den Rippen-Wirbelgelenkverbindungen.

Den obersten Teil bilden 7 Halswirbel mit den Kopfgelenken und dem Kopf. Da der Kopf relativ schwer und die Halswirbelsäule sehr beweglich ist, kommt es in diesem Bereich häufig zu Beschwerden. Typisch sind das nach vorne Wandern des Kopfes in Kombination mit einer starken Rundrückenbildung und nach vorne hängenden Schultern.

Es ist enorm wichtig, die Wirbelsäule in ihrer Balance zu halten. Die natürlichen Krümmungen sollten beibehalten werden, da sie als Stoßdämpfer wirken und die Bandscheiben entlasten.

Bei Fehlhaltungen und muskulärem Ungleichgewicht kommt es unweigerlich zu Beschwerden, da im Alltag sehr hohe Belastungen an das „System Wirbelsäule“ gestellt werden.

Die Übungen sind eine Zusammenstellung zum Ausgleich von Haltungsdefiziten oder zur Prävention, bei bestehenden Beschwerden sollten die richtigen Übungen aber unbedingt mit einem Therapeuten nach eingehender Wirbelsäulen-Analyse anhand des Beschwerdebildes besprochen werden.

Übungsprogramm 4 – Frühstück für die Wirbelsäule im Bett

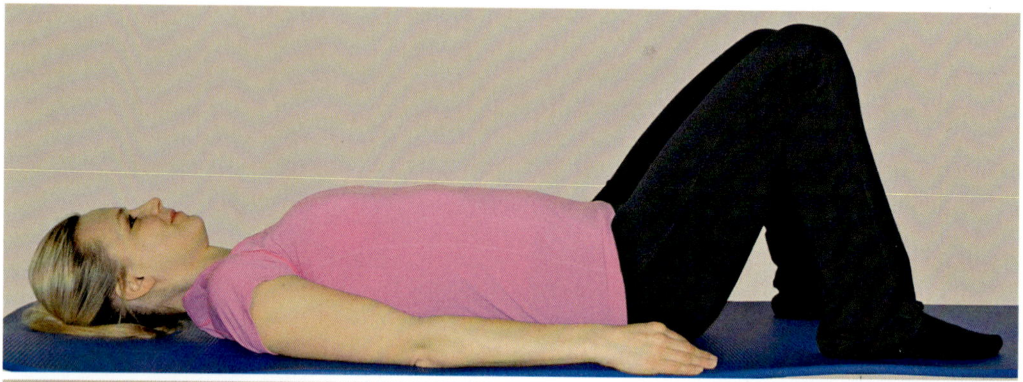

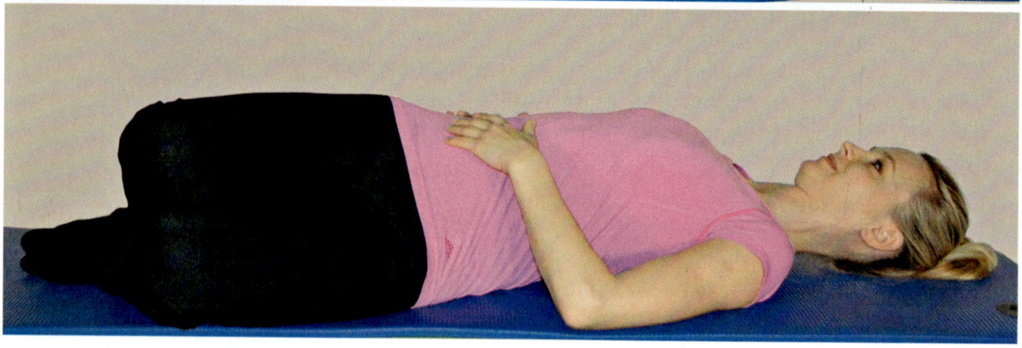

„Gehen" in Rückenlage

In Rückenlage, abwechselnd ein Bein ausstrecken – im Bett „gehen". Mindestens 2–3 Minuten, bei Beschwerden auch länger empfehlenswert

Pendeln in Rückenlage (Übung 29)

Aufgestellte Beine hin und her pendeln. 20-mal wiederholen

Becken kippen (Übung 31)

Becken locker kippen, Bauchnabel Richtung Unterlage ziehen. Die Spannung 20 Sekunden halten.

Tiefe Nackenmuskulatur (Übung 6)

Den Kopf leicht nicken und gegen die Unterlage spannen. Die Spannung 20 Sekunden halten.

Rumpfrotation (Übung 11)

Den Oberkörper aufdrehen, das Becken bleibt stabil. 10-mal auf jeder Seite

Mobilisierung BWS (Übung 18)

Jeweils einen Arm in Rückenlage nach oben strecken. 20-mal auf jeder Seite

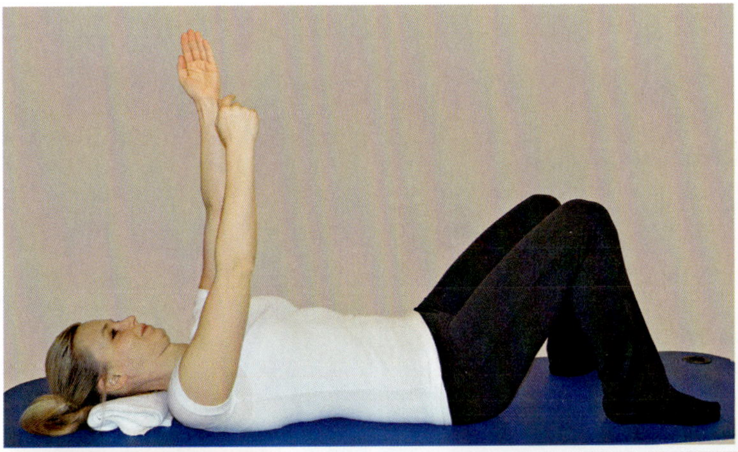

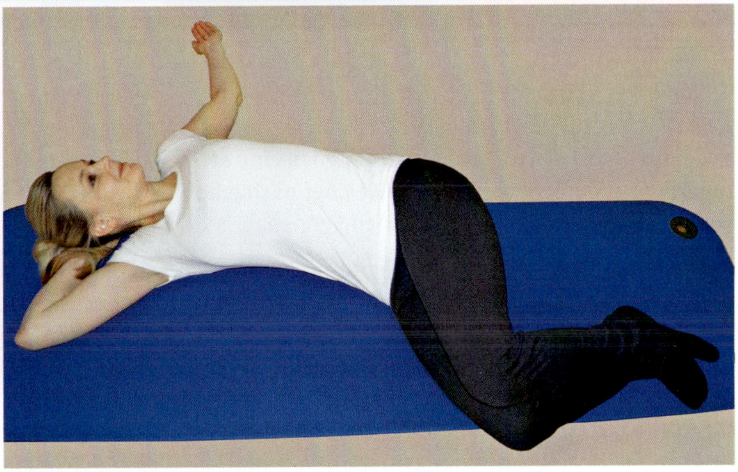

Viele Menschen klagen über Beschwerden nach dem Aufstehen, auch die berüchtigten Anlaufschmerzen am Morgen sind hier zu nennen. Diese kommen zum Beispiel häufig bei Arthrosepatienten vor, aber auch alle Arten von Wirbelsäulenbeschwerden sind meist in der Früh, direkt nach dem Aufstehen, sehr heftig. Der Körper scheint wie eingerostet und braucht einige Zeit um wieder in die Gänge zu kommen.

In der Nacht wird der Körper nur sehr langsam und aufs Notwendigste durchblutet. Auch alle Stoffwechselvorgänge sind nachts nur eingeschränkt aktiv, da der Körper sich in einer Erholungs- und Ruhephase befindet. Die Beschwerden spürt man deshalb morgens oft mehr. Wenn die Gelenke wieder „geschmiert" sind, ist oft Linderung zu spüren.

Deshalb ist es ratsam, morgens noch vor dem Aufstehen einige der oben angeführten Übungen im Bett durchzuführen. Das zahlt sich wirklich aus, denn ein guter Start in den Tag ist oft motivierend und hilft dem Körper bei seinen Heilungsprozessen!

Zwei bis drei ausgewählte Übungen mit ca. 5–10 Minuten Zeitinvestition sind hier bereits ausreichend!

Übungsprogramm 5 – Basisprogramm Dehnen

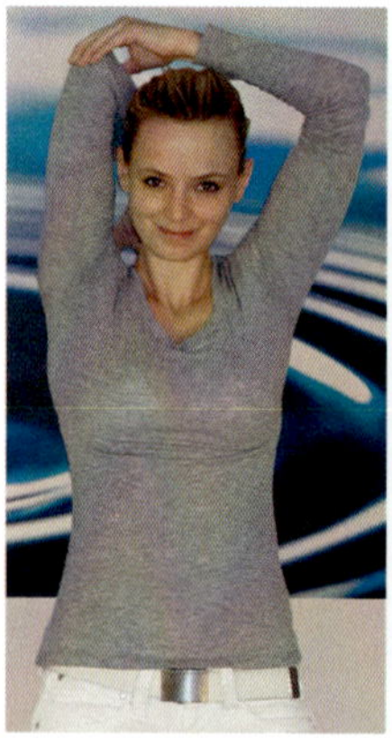
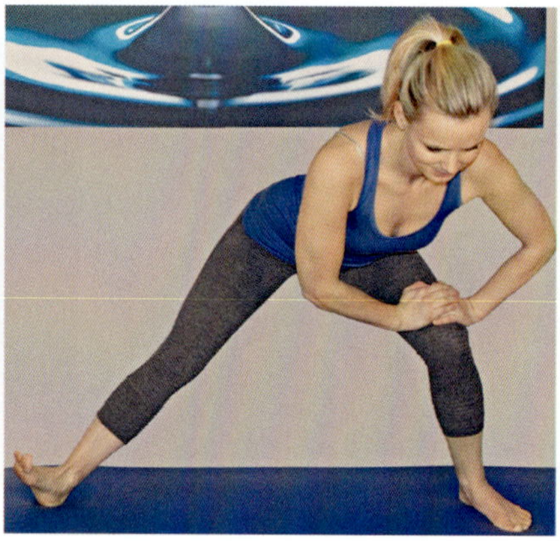
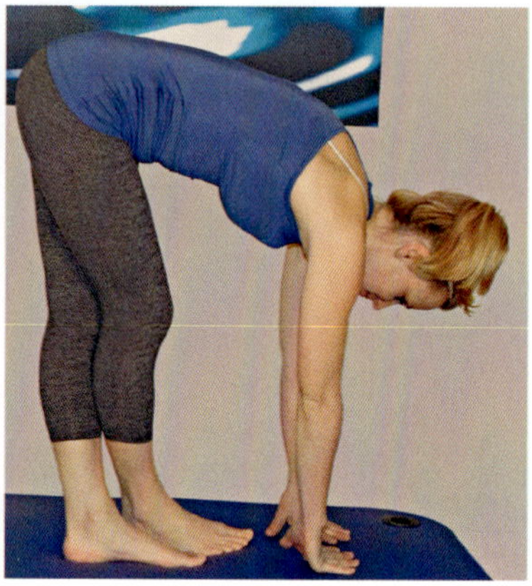

Übungen: 1, 26, 28, 55, 56, 57, 75, 76, 77, 78

Einen wichtigen Aspekt der Muskeldehnung stellt die Verringerung der Verletzungsgefahr dar. Ein gedehnter Muskel kann auf einen plötzlich eintreffenden Reiz besser reagieren als ein ungedehnter. Der Muskel kann besser und weicher nachgeben und verhindert somit im schlimmsten Falle einen Muskelfaserriss oder gar einen Sehnenabriss.

Ein gedehnter Muskel ist belastbarer und kann sich schneller und stärker kontrahieren als ein ungedehnter Muskel. Physiologisch betrachtet reagiert der Muskel aus der maximalen Dehnung mit der optimalen Verkürzung. Dieser Aspekt ist für Sportler besonders bedeutend, da sämtliche Bewegungen aus einer möglichst großen Dehnung starten sollten. Durch das Dehnen bewirkt man eine leichte Erhöhung des Abstandes zwischen Ursprung und Ansatz des Muskels. Man setzt einerseits die Muskelfasern unter Zug, andererseits bewirkt man eine Tonuserhöhung im Bindegewebe. Dadurch bekommt das Gehirn Informationen über den Spannungszustand des Muskels. Diese Information hat zur Folge, dass der Muskel in einer erhöhten „Alarmbereitschaft" steht. Das heißt, er ist bereit für eine schnelle Innervation und Kontraktion. Bei ständiger Dehnung der Muskulatur sinkt nun sozusagen die Hemmschwelle im Gehirn für diese „Alarmbereitschaft". Der Muskel kann nach und nach optimaler gedehnt werden. Dieser Aspekt ist von entscheidender Bedeutung für die Verletzungsgefahr im Sport. Trifft nun plötzlich ein schneller und starker Dehnreiz auf einen gedehnten Muskel, so kann dieser leicht nachgeben ohne sofort anzuspannen und sich zu verletzen. Bei einem gleichen Reiz auf einen ungedehnten Muskel würde sich dieser reflexartig zusammenziehen und eine Verletzung nach sich ziehen. Die meisten Verletzungen im Sport passieren durch zu geringe Vorbereitung auf die Belastung durch eine ausgewogene Dehnung.

Durch gutes und regelmäßiges Dehnen kann ein adäquates Zusammenspiel von Agonisten und Antagonisten hergestellt werden. Ist der Gegenspieler nämlich nicht ausreichend gedehnt, kann der Agonist seine Arbeit nicht ausreichend und ökonomisch verrichten. Es würde einen zu hohen Kraftaufwand darstellen gegen einen verkürzten Muskel zu arbeiten. Man spricht hier von der optimalen intermuskulären Koordination. All dies sind Gründe, um vor allem auch im Hobbybereich nie auf ein ausgewogenes Dehnprogramm zu verzichten! Die vorgestellten Übungen stellen einen Überblick der wichtigsten Dehnungen zur allgemeinen Vorbereitung auf Bewegungen jeglicher Art dar. Bei speziellen Belastungen – was bei den meisten Sportarten der Fall sein wird – müssen die jeweiligen Muskelgruppen noch zusätzlich verstärkt gedehnt werden!

Übungsprogramm 6 – „Ohne Fitnesscenter“

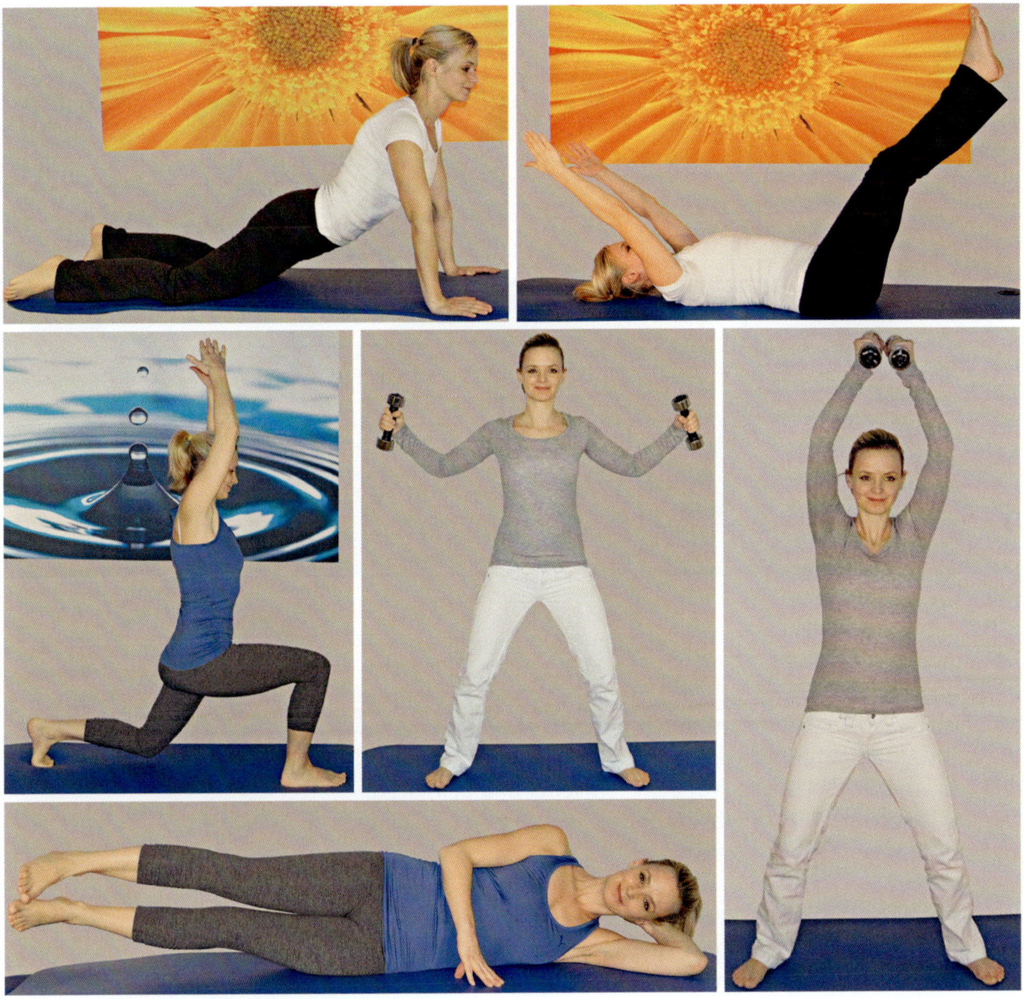

Übungen: 17, 22, 36, 51, 52, 62, 63, 67, 95, 96, 98

Nicht immer steht ausreichend Zeit zur Verfügung, um den weiten Weg ins Fitnesscenter anzutreten. Oder der innere Schweinehund will uns gerade heute partout nicht außer Haus lassen. Das soll aber keine Ausrede sein, auf ein abwechslungsreiches Fitnesstraining zu verzichten!

Daher stellt dieses Übungsprogramm eine Mischung zusammen, bei der alle Körperregionen trainiert werden. Bei richtiger Durchführung wird man auch durchaus ins Schwitzen kommen. Die vorgeschlagenen Übungen sind einfach zuhause durchzuführen, am besten übt man mit einer Matte vor dem Spiegel. Schwungvolle Musik kann zusätzlich motivieren, gleichzeitig aber auch auf eine saubere Durchführung achten! Gegebenenfalls bei den Beschreibungen der einzelnen Übungen vorne nachlesen.

Für das individuelle Muskelaufbautraining kann dieses Programm auch durch die anderen Kräftigungsübungen in diesem Buch erweitert werden.

Übungsprogramm 7 – Mobilisierung Wirbelsäule

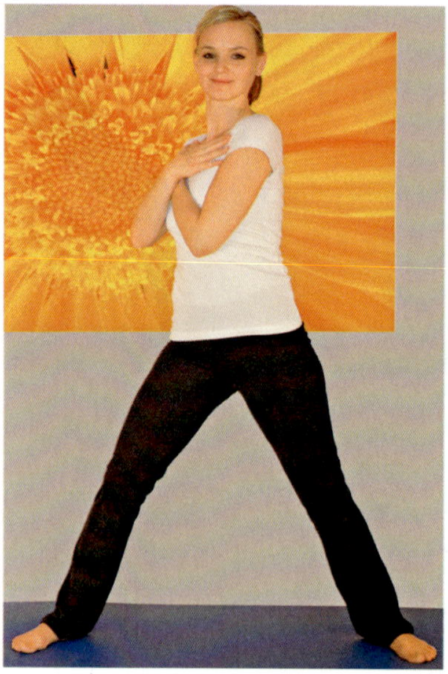
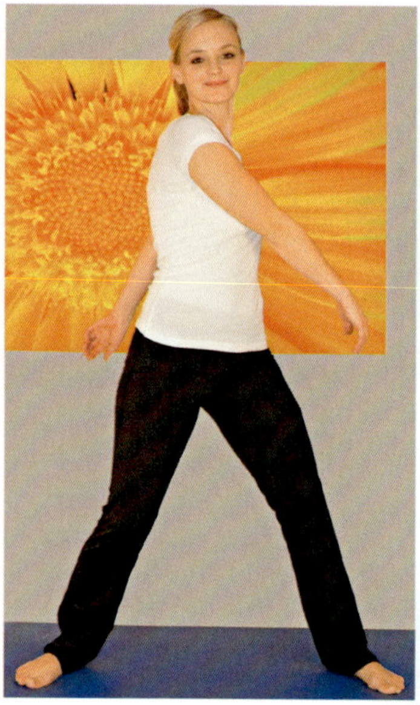
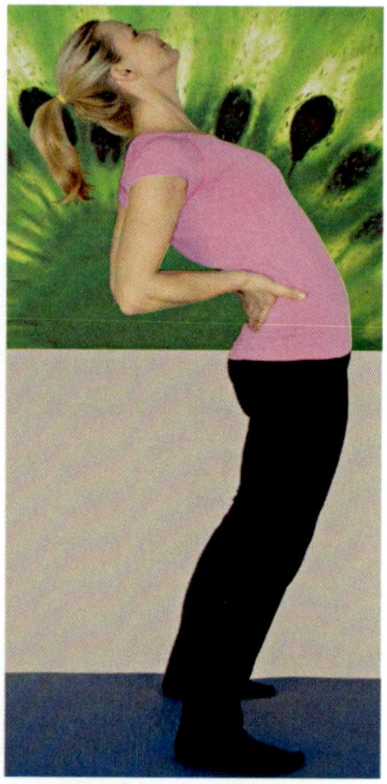
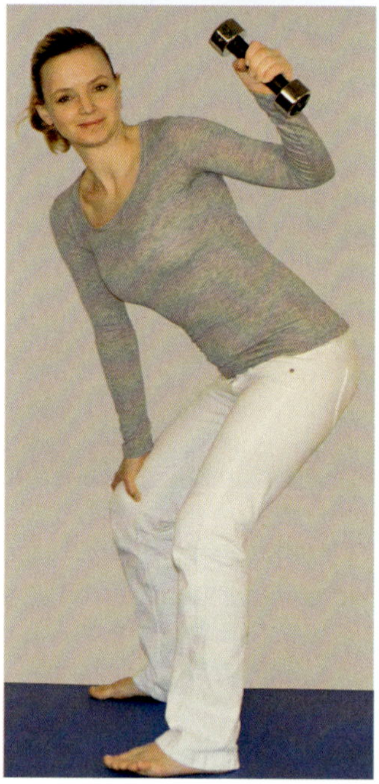

Übungen: 4, 5, 14, 15, 26, 27, 67

Mobilisierende Übungen sind durch die oft mangelnde Bewegung im Alltag aufgrund von vorwiegend sitzender Tätigkeit, wie z. B. am PC-Arbeitsplatz, vor dem Fernseher und beim Autofahren, besonders wichtig. Insbesondere die Wirbelsäule neigt zu Versteifungen und Verspannungen.

Die Wirbelsäule hat grundsätzlich drei Bewegungsrichtungen:
» Beugung/Streckung (Flexion/Extension)
» Seitneigung (Lateralflexion)
» Drehung (Rotation)

Es finden aber meistens keine reinen Bewegungen statt, sondern eine Kombination aus den drei Grundbewegungsrichtungen. Um diese wichtige Beweglichkeit in der Wirbelsäule zu erhalten, ist ein regelmäßiges Mobilisieren ein Muss.

Mobilisierung zeichnet sich aus durch:
» Kleine Bewegungen, die direkt am Gelenk wirken
» Lange Durchführung: Um die Durchblutung und den Stoffwechsel anzukurbeln, müssen die Übungen meist ein paar Minuten lang durchgeführt werden
» Mobilisierende Übungen sind normalerweise nicht anstrengend

Die Übungen sollten ein fixer Bestandteil für ein gesundes und abwechslungsreiches Training sein.

Register

Die Autoren

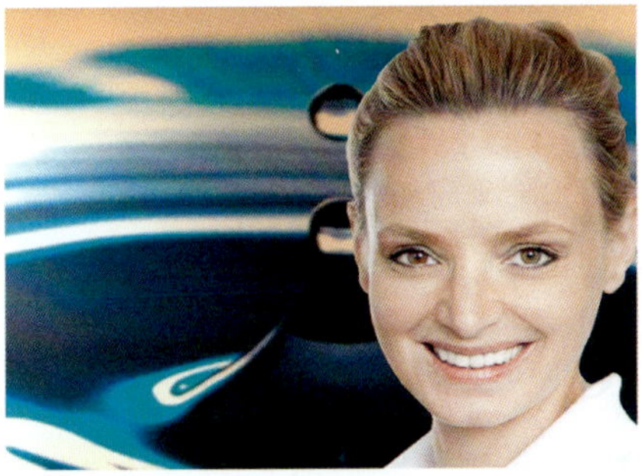

Anita Grassel ist als Leiterin der Physiotherapie im MZA Wien (Medizinzentrum Alserstraße) tätig. Ihre Schwerpunkte sind neben postoperativer und konservativer Physiotherapie vor allem die aktive Rehabilitation und die präventive Körperarbeit mit ganzheitlichem Ansatz. Davor leitete sie viele Jahre lang Gymnastik- und Gesundheitskurse in Fitness- und Gesundheitszentren. Neben ihrer freiberuflichen Tätigkeit sammelte sie ihre beruflichen Erfahrungen im AKH Wien im Bereich der Unfallchirurgie und in der Therme Wien Med im Bereich der ambulanten Rehabilitation.

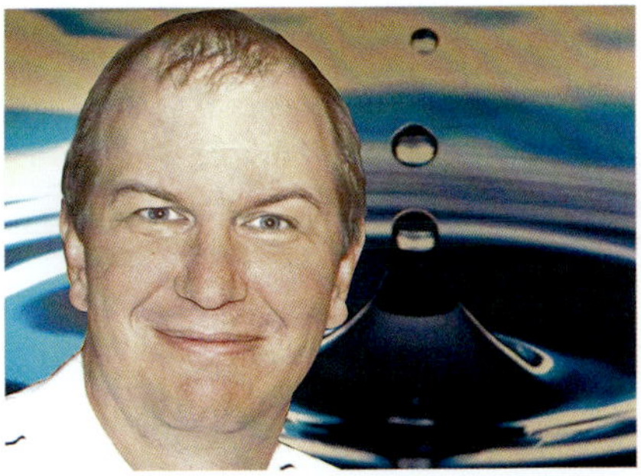

Mag. Christian Neumann hat als Statistiker einen Beruf, bei dem er vor allem vor dem Rechner und dem Schreibtisch sitzt. Als Hobbysportler bereits seit langem mit der Materie vertraut, hat er durch zunehmende Rückenbeschwerden den Nutzen regelmäßiger ausgleichender Übungen mit begleitender therapeutischer Behandlung richtig schätzen gelernt. Neben seiner beruflichen Tätigkeit hat er zwei Romane im Eigenverlag veröffentlicht.